山西省重点研发计划项目（编号：201803D31208）

民国全国秘验方选编

审查征集验方

第二集

［民国］中医改进研究会　印行

刘洋　主编

学苑出版社

图书在版编目（CIP）数据

审查征集验方. 第二集/中医改进研究会编；刘洋主编. —北京：学苑出版社，2020.11
（民国全国秘验方选编）
ISBN 978-7-5077-6043-9

Ⅰ.①审… Ⅱ.①中… ②刘… Ⅲ.①验方-汇编-中国-民国 Ⅳ.①R289.5

中国版本图书馆 CIP 数据核字（2020）第 193727 号

责任编辑：黄小龙
出版发行：学苑出版社
社　　址：北京市丰台区南方庄 2 号院 1 号楼
邮政编码：100079
网　　址：www.book001.com
电子邮箱：xueyuanpress@163.com
销售电话：010-67601101（销售部）、010-67603091（总编室）
印　刷　厂：北京兰星球彩色印刷有限公司
开本尺寸：880mm×1230mm　1/32
印　　张：10.25
字　　数：237 千字
版　　次：2020 年 11 月第 1 版
印　　次：2020 年 11 月第 1 次印刷
定　　价：58.00 元

主编简介

刘洋，男，山西繁峙人，医学学士、卫生管理硕士、理学博士，主任医师，教授。山西省政协第十届、第十一届委员，山西省青年联合会第九届、第十届常委。中国青年科技工作者协会理事，山西省政协智库专家，山西省高级人民法院特约调解员。

研究方向：近现代医学史、卫生事业管理、科技哲学。先后承担省部级科研课题8项，出版论著9部，在核心期刊发表文章90余篇。

主编 E-mail：liuyang3580188@126.com

序　一

　　方书通常是指记述中医临床如何应用方剂的专著。千百年来，此类书籍颇多，但是中医界有句令人感叹名言曰："千方易得，一效难求。"意思是说真正在临床上，行之有效的方子，难得也！山西中医药大学图文信息中心刘洋主任，出于对工作的担当，对中医药文献书刊多有搜求，精勤不倦。近年来收集到民国《审查征集验方》六册。考该套书是当年山西"中医改进研究会"征集所得医方，整理订正审理后之方集。最后几集付梓之时，抗战爆发；遑遑巨著，散落民间；兵荒马乱，无人仰及。刘君搜得，整理复原。庚子年春节前嘱我一阅，并言为序。观是书收载之方剂，门类繁多，各科咸备，有民间的小验方，也有数十味的大方，所用药物大多为常见中药。各验方后附"审查意见"，较为独特，相当细致。以山西名方"龟龄集"条目为例，"审查意见"曰，"此方系在文水所征，因炮制未详，复调查于太谷。详加对正，始知药品微有出入，惟炮制法此略而彼详。今订正于左"云云。我将是方的内容，与20世纪60年代山西省卫生厅核定的《山西省中药成方选辑》相应内容对校，大体一致。其他一些民间验方等，如"治疗多年烂腿症方"："用陈石灰一钱，红升丹一分，研末外敷。"据我所知，这就是民间治疗"臁疮"很有效的一个验方。其他再如硫黄治疗疥疮等方子，也都是传统的、有效的验方。这套书的价值可见一斑。

  吾意以为，对在民间散存的一些验方、偏方和所谓的秘方，似不必专为寻求奇方妙药，正如荒野之中或有几枝奇葩可供采摘。也不宜用现代的观点，去苛求前人的认识或理论。用药用方，只要实用或有参考价值就可以了，因为这些方书是当时当地实际情况的忠实记录，是真实医疗状况的反映。

  书藏古今也，这就是历史。是为序。

国医大师 山西中医药大学教授 王世民

庚子年正月

序 二

中医药自神农尝百草发端，绵亘至今，已历数千年。无数先贤不断探索，筚路蓝缕，方有几几之获。诚如《内经》《伤寒》，提纲而挈领，知常以达变，作为经典启迪无数后学。然"治病三日，乃知天下无方可用"之窘境，古来有矣。加之日月更迭，沧海桑田，流传后世的中医验方，屡屡真伪混杂，谬误甚多。纵经方、验方汗牛充栋，依然令人感叹千方易得，一效难求。

幸有民国《审查征集验方》，是为近代中国首部官版验方汇编。其所载验方来自全国各地，更经中医改进研究会权威专家审查校验，不仅来源地域广阔，更具较高之可参度；所载方论，涉猎古今，中西贯通，有益临床。

当年《审查征集验方》付梓之日，恰遇战火，巨著散失，令人深憾。可幸刘洋等学者精勤不倦，挖掘整理，使该巨著百年之后重现于世。该书的再次出版，寄托了吾辈对传承中医药的恳切初衷，承载了先贤济世救民的殷殷期望，与众医学方书可谓一脉相承，殊途同归。

诚然，囿于当时环境所限，《审查征集验方》亦存些许不实之谬，读者须去芜存菁，择其善者而从之。书中多有奇方妙用，希众同人究其因，查其道，明其理，方便临床及科研。

王晞星

首届全国名中医、山西省中医医院原院长　王晞星

己亥年立春

序 三

欣闻《审查征集验方》即将付梓，不禁感慨良多。此书初具规模之际，恰逢抗战爆发，济世佳作难得广为传播，洋洋巨牍却在战火中尘封。如今，幸得吾辈拾遗拂尘，修葺刊印，浩浩百余万言，实属山西中医传承一盛举，也是中医药事业发展一喜事。

中医自诞生以来，一直嘉惠于世，上疗君亲之疾，下救贫贱之厄。在数千年的传承中，从金瓦红墙，到茅庐草莽，无不重视经方验方的收集整理。一大批效验良方因其低廉的成本和神奇的功效在民间广为流传。近代西医东渐，中医的生存受到极大的冲击和挑战，民间的经方验方也面临亡佚的风险。1929年到1937年间，以山西中医改进研究会为主体的中医界有识之士，通过行政手段，投入大量资金，在全国范围内征集得到大量祖传秘方、名家效验良方，并通过规范严谨的审查程序，逐个对验方评判，给出审查结论，然后编辑出版的《审查征集验方》六册，为中医药留下了宝贵遗产。惜完整出版之际，适逢抗日战争全面爆发，中医改进研究会解散，刊行推广工作戛然而止，迄今学界鲜有人忆及与研究。

　　编者在挖掘整理该书之始，曾执稿询于余。嘱其整理、校对、修订宜尽力保留原著体例、风格、特色，并去伪存真，以便后来学者研精致思，探微索隐。

　　习近平总书记指出："中医药学是中国古代科学的瑰宝，也是打开中华文明宝库的钥匙。"新时代，弘扬中医药学恰逢其时。吾辈当怀为往圣继绝学、为万世开太平之志，勤求古训，博采众方，为中医药事业的传承发展勠力前行。

山西中医药大学校长　刘星
2019 年 12 月

前　言

　　近代伊始，民族文化虚无主义者掀起了一股否定中医、废止中医的思潮，并且影响和左右了北洋政府与国民政府的卫生政策。各地"抑中扬西"的态势与日俱增，中医的话语权和生存空间被极度压缩。但与全国形势截然相反，偏居内陆的山西统治者阎锡山特立独行，1919年成立了以"改进中医及药学使能成为一高等有统系之学术"①为宗旨的第一个官办中医社团——中医改进研究会，阎锡山坚信"中医如能由虚而证诸实，必能兴。将来之西医由实而参诸虚，两相接近，此亦不可不注意研究者也"，中西医互相结合对双方均有益处，认为"中外医理或有互相发明沟通融合之日"。②

　　1929年至1937年，在山西省政府的鼎力支持下，中医改进研究会在全国范围征集中医秘方、验方。由于建立了合理的奖励制度和规范的征集办法，征集到的民间验方"成帙颇巨"。中医改进研究会又组织中医界耆老名宿按照"贱便

---

① 凡例［J］. 医学杂志，1921（1）：4-5.
② 阎锡山. 会长山西督军兼省长第一次开会演说［J］. 医学杂志，1921（1）：18-21.

验"和"中西参衷"的原则，对所获验方严格审核，逐一给出审查意见。最终陆续编辑出版《审查征集验方》6集，收录验方6000余首，其中不乏民间祖传秘方，以及名家的效验良方，内容丰富，具有方便、安全、适用的特点。《审查征集验方》的出版，开近代由官方征集和整理验方之先河。随着这套验方集的陆续出版，中医界对验方的重视迅速增加。1934年，中央国医馆在何应钦的建议下，编辑出版了《验方新篇》①。1935年，叶橘泉、丁忠英等50余位中医在杭州发起单方实验研究社②。惜《审查征集验方》完整出版之际，适逢抗战全面爆发，对之关注和研究还少见于学界。

民国《审查征集验方》，在征集、审查、编辑多个环节，从人员、制度、方法、原则等各方面进行了科学合理的安排，具有独特的优势和独到的价值。

第一，建立征集验方的制度，成立征集验方的队伍。

1929年，阎锡山命令山西省政府村政处全体"村政实察员"，担任"验方调查员"，在下乡之际，从民间收集、征集验方。一时间，村政处搜集到的验方很多，但"惟其雷同者，实居多数"。分析原因，一是各"村政实察员"缺乏专业基础，无法辨别，良莠掺杂；二是民间验方本属家传保密之方，许多人还想赖此牟利，不肯轻易示人。针对以上原因，为提高征集的专业性，研究会和省政府磋商，对征集措施进行了

---

① 制定编审委员会先行审定验方新篇 [J]. 光华医学杂志, 1934, 1 (12): 50.
② 国药单方实验研究社简章草案 [J]. 现代医药月刊, 1935, 2 (4): 29–30.

调整。1933年开始，省政府特发公函，委派中医改进研究会干事张玠、范国义、单生文、相作良等担任"专员"，亲自到乡间农村征集验方。阎锡山要求各县、区、村长，"或为访察，或为介绍，或为引导"，以利于调查开展①。

第二，健全征集验方的制度，提高民间献方的积极性。

一方面，山西省政府让各县、区、村长宣传征集整理验方"发扬光大、济世活人"的意义；另一方面，由研究会制订了《审查征集验方规则》，建立奖励制度，给予献方者名誉或物质奖励。对于经审查合格的验方，根据"该方用意之巧拙，功效之迟速"，每方分别予以六等次的奖金。对不愿受现金报酬的献方者，也可以体现献方者著作名誉。第三、四集由于"其征集之方法与代价，迥不相同也"，所以"概述之资材，纯属珍拾于民间"，时逸人评价"比之坊间所售医方，固不可同日而语"。研究会在山西民间征集的同时，还通过《医学杂志》等刊物，在全国范围内号召主动向研究会投稿提供验方。许多近代中医名家如周小农、张锡纯、沈仲圭、陈莲峰、张沛南、傅仙坊等，都踊跃提供自己认可或试验有效的验方。

第三，建立科学的审查制度，对搜集到的验方进行审核。

时逸人，江苏无锡人，近代中医科学化代表人物之一，1928年在上海创设江左国医讲习所，1929年8月开始，先后被聘为中医改进研究会理事、常务理事（主持研究会日常

---

① 阎锡山. 阎会长征集验方函[J]. 医学杂志, 1936 (88): 2.

事务)。作为《审查征集验方》的审查和编撰主要负责人，时逸人为验方的审查进行了周密的制度设计。研究会制订了《审查验方办法》和《审定验方程式》，规定了审查的组织机构和人员分工，明确了审查的标准和原则，细化了审查的形式和流程。严密规范的制度，保证了审查结论的科学、统一。研究会成立以时逸人为首，全体理事组成的征集验方审查委员会，陈宾卿、梁子和、米翰卿、薛复初、赵子忠、刘荫棠、阴庆元、刘伯翁一同负责初审；时逸人、田尔康负责修订工作。

第四，坚持"贱便验"的指导原则，保证所选验方的质量。

中医改进研究会确定，验方的适用对象"一是供家庭自疗之用；二是为仓促无医、亦无力延医者，检方自疗之备"[1]。时逸人认为，"验方之辑，以'贱便验'为主体"。因为"'贱'则价值甚廉，一般人易于购买；'便'则普通应用之物，俯拾即得；'应验'一层，尤关紧要，苟不足以资应用，则尘饭土羹，何裨实际？"他又举例："假使有一良方，而不便不贱，微论价值昂贵，非普通人之力所能办；若为世间稀有之物，虽出重价，亦有不易得者；即有之，亦不过作博物院中陈列品而已，又何贵乎有此方哉？"所以，审查委员会对"合于上列三项之条件，方足以名为'验方'"，"尚缺其一，则无足取"[2]，将"贱便验"这个既简单又苛

---

[1] 时逸人. 审查征集验方第六集序 [M]. //中医改进研究会. 审查征集验方（第六集），太原：山西中医改进研究会，1937：2.
[2] 时逸人. 审查征集验方第二集序 [J]. 医学杂志 1936（88）：4-6.

刻的条件视为准则,在验方的收录过程中一以贯之。

第五,《审查征集验方》重视症候的描述,方便读者对照使用。

时逸人认为:"中医之特长,在经验之独得;经验之表现,基于方药之成立;药之应用,以症候为准则。"① 所以,较以往验方简单罗列中药处方不同,《审查征集验方》特别重视症候的描述,和医药常识的宣贯。在各门之前,先将该病的症候,进行整体论述。在具体方药之下,又标以"审查意见",针对症候相应发挥,对病理、症候尽量采取浅显易懂的方式说明,希望让使用者了解"有某证可用,现某证则不可用",方便读者按图索骥,对照使用。在某种程度上,《验方》不失为一部中药"基本药物"集的雏形。

第六,编辑过程秉承了中西参衷和与时俱进的精神。

中医改进研究会秉持"参证西医科学""阐发中医真理"的研究态度。②《审查征集验方》6集的编纂,时间跨度达8年之久,目录中分科体例逐渐演变,反映出编辑者参照西医进行中医分科设置的思想变化过程。同时,在《验方》的很多方面,都体现出"参证西医"的态度。一是采用了许多西医疾病名称。二是在阐述疾病机理时直接借鉴了一部分西医明显较中医表述清晰、合理的观点。三是在审查分析的结论中,也有许多采取西医的说法。四是在补充治疗中,采

---

① 时逸人. 审查征集验方第六集序 [M]. //中医改进研究会. 审查征集验方(第六集),太原:山西中医改进研究会,1937:2.
② 刘洋,张培富. 近代中医科学建制化之嚆矢 [J]. 科学技术哲学研究. 2016, 33 (3): 96-99.

取了中西兼采的措施。这些一方面体现了中医改进研究会对西医兼容并蓄的开放心态，另一方面也有利于编撰者能够以更广阔的视野剖析验方的科学性。

第七，审查结论科学合理，便于使用。

《验方》根据方药的疗效、安全、合理性，将"审查结论"划分为四个层次：对于赞成的表述为"有效""可用""可资应用""能用"四种；对于可以试用的表述为"可以试验""尚待试用""或可见效"三种；对于持怀疑态度的有"尚待研究""存待试""是否有效，存待试""存疑待考"四种表述；对于完全否定的则有"殊属不妥""属谬误""不可"三种表述。这样，就将组成、效力各异的验方赋值分阶，便于患者根据情况选择使用。

由于《验方》的使用对象，主要是无医学常识者，安全可靠是审查阶段把握的重要原则，研究会特别注重方药的适应证、禁忌证与副作用的考量和注释。《验方》要求，所列方"虽不中病，绝不致延误"。除了在征集阶段要求详细记录"副作用"和"禁忌"两项内容外，在"审查意见"中，还对应注明："某证可用，即适应证；不可用，即禁忌证。"最后，为了确保安全，还要求"无医学常识之检方者，务照'审查意见'下所述是否符合，不可漫用"[①]。较其他方书不同，中肯严谨的审查结论，利于指导检方者使用，又尽可能减少验方的不良使用后果。

历来中医界视中医单方、民间验方甚至偏方为铃医、游

[①] 时逸人. 审查征集验方第六集序[M].//中医改进研究会. 审查征集验方（第六集），太原：山西中医改进研究会，1937：2.

医谋生的手段，对其整理和研究都不太重视。近代山西另辟蹊径，通过行政途径进行人员组织，投入巨大资金，建立灵活的献方奖励制度和规范的征集办法，收集到大量确有疗效的民间验方、秘方。又从人员、制度、方法、原则等方面对审查工作合理安排，同时，"贱便验"和参照西医的原则，保证了验方整理和编撰的科学、严谨、实用，使这个传统中医的"下里巴人"焕发出应有的光芒。屠呦呦从《肘后备急方》中得到青蒿素提取灵感的故事，启示着当今的人们，对《审查征集验方》进行继续深入的挖掘和研究的意义。

编者有感于此，多方收罗，集齐全集《审查征集验方》，并经反复整理校对，付梓于世。在整理过程中，为方便现代读者的阅读习惯，将全部验方的分科、格式进行了统一，不合语义的字句进行了增删。同时为了最大限度地保留文献原貌，原书中《阎会长序》等文前文后内容照原样录排。

刘洋

2019 年春于并州

重编说明

1. 第一集以民国二十六年一月再版本为底本，以民国二十一年内部版为对校本，以民国二十二年九月初版为参校本。

第二集以民国二十五年六月再版本为底本，以民国二十三年二月初版为对校本。

第三集以民国二十四年二月初版为底本。

第四集以民国二十四年十月初版为底本。

第五集以民国二十五年五月初版为底本。

第六集以民国二十六年初版为底本。

2. 因时代局限，印刷原因，原书文字错误、缺失较多，本次编辑在收罗流失在国内民间及日本的两个版本10种原书的基础上，对相关内容进行了查遗补缺，对部分错误的观点、内容也进行了修改。

3. 由于原书整理出版的8年历程，恰逢"中西医汇通"阶段，疾病的分科也体现出中西医不断交融共冶的趋势。本书基本沿用原版目录进行分科，也给读者展示这样一个发展进程。第一集的分科体例按照传统中医，或症候分科，分为"中风门""胸腹门""外科""皮肤科""急救门""黄疸门""妇科""儿科""血症门""存疑类""感证"等14门。第二集分科体例有所调整，开始吸收了西医分科的方式，包括"调经""损伤""救急""花柳""耳鼻口齿喉咽""精神病""血症""肺病""感冒"等共26门。第三集开始，建立起规范的分科体例。总体上按照"内科""妇科""产科""小儿科""外科""皮肤科""花柳科""眼科""口齿科""耳鼻咽喉科""急救篇""杂集""补遗"分13科，在"内科"条目下，又按照西医疾病体系分为"呼吸器病""消化器病""神经系病"等10类。

4. 原书方药之下，标以"审查意见"，专在症候上发挥，有某证可用，现某证则不可用。根据方药的疗效、安全、合理性，"审查意见"划分为四个层次：对于赞成的表述为"有效""可用""可资应用""能用"四种；对于可以试用的表述为"可以试验""尚待试用""或可见效"三种；对于持怀疑态度的有"尚待研究""存待试""是否有效，存待试""存疑待考"四种表述；对于完全否定的则有"殊属不妥""属谬误""不可"三种表述，便于患者根据情况选择使用。有些验方缺审查意见，本次重编不做增补。

5. 本次重新编印，为符合现代人阅读习惯，在每方之下增加了"组成""用法"标题。由于原书是竖版，其中"上列于右""下列于左"等表述，改为"以上""以下"等表述。并将原书中的"按语""按"酌情修删。

6. 原书中部分验方后，注明了献方人姓名。本次重编，在该方之后，用括号标识。

7. 书中"钱二分""钱半""各两"等，意为该药分量为"一钱二分""一钱半""各一两"。

目　　录

阎会长序 ·· 1
审查征集验方弁言 ·· 2
审查征集验方第二集再版序 ······························ 5
一、救急门 ·· 6
　（一）吞鸦片 ·· 6
　　1. 救吞洋烟方 ·· 6
　　2. 急救食洋烟方 ····································· 6
　　3. 治吞磷及鸦片方 ·································· 6
　　4. 吞食生洋烟解毒方 ······························· 6
　　5. 治服鸦片毒方 ····································· 7
　　6. 解吞鸦片及痰火症方 ··························· 7
　（二）芒刺卡喉 ··· 7
　　1. 治芒刺卡喉方 ····································· 7
　（三）服砒 ··· 7
　　1. 服砒急救方 ·· 7
　　2. 服砒急救第二方 ·································· 7
　　3. 服砒急救第三方 ·································· 8
　　4. 治砒霜毒方 ·· 8
　　5. 服砒急救第五方 ·································· 8

6. 服砒急救第六方 ································· 8
（四）中杏仁毒 ·· 8
　1. 中杏仁毒方 ······································ 8
　2. 救急吞毒方 ······································ 8
（五）中水银毒 ·· 9
　1. 中水银毒牙龈白色腐烂方 ················· 9
（六）酒毒 ·· 9
　1. 解酒方 ··· 9
（七）昆虫入耳 ·· 9
　1. 治昆虫入耳方 ··································· 9
　2. 治虫入耳方 ······································ 9
（八）吞针 ··· 10
　1. 治吞针方 ·· 10
　2. 治吞铁针及金质类方 ······················· 10
　3. 拔针法 ··· 10
（九）煤气毒 ··· 10
　1. 治烟曚呕吐方 ································· 10
　2. 治受煤气症方 ································· 10
（十）跌打损伤 ······································ 11
　1. 跌打伤第一方 ································· 11
　2. 跌打伤第二方 ································· 11
　3. 跌打伤第三方 ································· 11
　4. 跌打伤第四方 ································· 11
　5. 跌打伤第五方 ································· 12
　6. 跌打伤第六方 ································· 12

7. 跌打伤第七方 …………………………………… 12
8. 跌打伤第八方 …………………………………… 12
9. 刀伤药方 ………………………………………… 12
10. 刀斧破口血流不止方 …………………………… 12
11. 跌打伤第十一方 ………………………………… 13
12. 刀斧砍伤流血不止方 …………………………… 13
13. 治刀伤止血方 …………………………………… 13
14. 治打碰皮破血流方 ……………………………… 13
15. 化骨方 …………………………………………… 13
16. 接骨方 …………………………………………… 13
17. 跌打伤第十七方 ………………………………… 14
18. 跌打伤第十八方 ………………………………… 14
19. 跌打伤第十九方 ………………………………… 14
20. 跌打伤第二十方 ………………………………… 14

(十一) 冻伤 ………………………………………… 15

1. 冻伤方 …………………………………………… 15
2. 冻疮方 …………………………………………… 15
3. 冻伤第二方 ……………………………………… 15

(十二) 烫伤 ………………………………………… 15

1. 烫伤第一方 ……………………………………… 15
2. 烫伤第二方 ……………………………………… 15
3. 烫伤第三方 ……………………………………… 15
4. 烫伤第四方 ……………………………………… 16
5. 烫伤第五方 ……………………………………… 16
6. 烫伤第六方 ……………………………………… 16

7. 烫伤第七方 ·················· 16
(十三) 疯犬咬 ·················· 16
  1. 疯狗咬第一方 ·················· 16
  2. 疯狗咬第二方 ·················· 16
  3. 疯狗咬第三方 ·················· 17
  4. 疯狗咬第四方 ·················· 17
  5. 疯狗咬第五方 ·················· 17
  6. 疯狗咬第六方 ·················· 17
  7. 疯狗咬第七方 ·················· 18
  8. 疯狗咬第八方 ·················· 18
  9. 疯狗咬第九方 ·················· 18
  10. 疯狗咬第十方 ·················· 18
  11. 疯狗咬第十一方 ·················· 18
(十四) 蛇咬 ·················· 18
  1. 治蛇咬第一方 ·················· 18
  2. 治蛇咬第二方 ·················· 19
  3. 治蛇咬第三方 ·················· 19
(十五) 蝎螫 ·················· 19
  1. 治蝎螫第一方 ·················· 19
  2. 治蝎螫第二方 ·················· 19

二、内科 ·················· 20
(一) 呼吸器病 ·················· 20
  1. 咳嗽 ·················· 20
    (1) 冬日咳嗽方 ·················· 20
    (2) 治咳嗽方 ·················· 20

（3）咳嗽第三方 …………………………… 20
（4）咳嗽气喘（张松林方） …………………… 21
（5）治痰热在膈方 …………………………… 21
（6）咳嗽第六方 …………………………… 21
（7）治久咳嗽不止方 ………………………… 21
（8）治远年咳嗽方 …………………………… 22
（9）治咳嗽方 ……………………………… 22
（10）治年老咳嗽方 ………………………… 22
（11）治咳嗽化痰方 ………………………… 23
（12）治咳嗽吐血方 ………………………… 23
（13）治阴虚咳嗽方 ………………………… 23
（14）治咳嗽吐痰方 ………………………… 24
（15）治肺痨方 …………………………… 24

2. 咳血 ……………………………………… 24
（1）肺痨咳血立效方（时逸人方） …………… 24
（2）肺痨吐血方 …………………………… 25
（3）治气喘吐红粉痰方 ……………………… 25

3. 气喘 ……………………………………… 25
（1）老人气喘方 …………………………… 25
（2）治气喘腹痛方 ………………………… 26
（3）治哮喘方 ……………………………… 26

4. 肺痈 ……………………………………… 26
（1）肺痈方 ………………………………… 26

5. 肺痿 ……………………………………… 27
（1）治肺痿方 ……………………………… 27

6. 痰厥 ··· 27
    （1）治痰厥方 ·· 27
（二）血证门 ··· 27
  1. 治因劳吐血方 ·· 28
  2. 治肺热咳血方 ·· 28
  3. 治吐血不止方 ·· 28
  4. 治痰嗽吐黑血方 ··· 28
  5. 治吐血方 ·· 29
  6. 仲景泻心汤 ··· 29
  7. 治吐血方 ·· 29
  8. 治咳嗽吐血方 ·· 30
  9. 治男子吐血方 ·· 30
  10. 治气喘吐红粉痰方 ·· 30
  11. 治阴寒咳血方 ·· 31
  12. 吐血便血第一方 ··· 31
  13. 吐血便血第二方 ··· 31
  14. 吐血便血第三方 ··· 31
  15. 吐血便血第四方 ··· 31
  16. 吐血验方 ·· 31
  17. 吐血不止方 ··· 32
  18. 吐血方 ··· 32
  19. 立治吐血方 ··· 32
  20. 治衄血并治吐血方 ·· 33
  21. 治因热吐血方 ·· 33
  22. 治吐血下血方 ·· 33

23. 妇人失血症方 ······ 33
24. 血证第二十四方 ······ 34
25. 血证第二十五方 ······ 34
26. 血证第二十六方 ······ 34
27. 血证第二十七方 ······ 34
28. 血证第二十八方 ······ 35
29. 吐血下泻方 ······ 35
30. 吐血咯血不已方 ······ 36
31. 血证第三十一方 ······ 36
32. 血证第三十二方 ······ 36
33. 血证第三十三方 ······ 37
34. 牙缝出血方 ······ 37
35. 舌中出血方 ······ 37
36. 鼻血不止方 ······ 37
37. 治吐血尿血方 ······ 37
38. 尿血第一方 ······ 38
39. 尿血第二方 ······ 38
40. 尿血第三方 ······ 38
41. 尿血第四方 ······ 38
42. 便血第一方 ······ 38
43. 便血第二方 ······ 38
44. 便血第三方 ······ 39
45. 便血第四方 ······ 39
46. 便血第五方 ······ 39
47. 便血第六方 ······ 39

48. 便血第七方 …………………………………… 40
49. 便血第八方 …………………………………… 40
50. 便血第九方 …………………………………… 40
51. 便血第十方 …………………………………… 40
（三）虚损病 …………………………………………… 40
　1. 滋阴补肾方 …………………………………… 40
　2. 治病后耳聋方 ………………………………… 41
　3. 治虚痨方 ……………………………………… 41
　4. 胃虚痰症 ……………………………………… 41
　5. 虚痨补肾丸 …………………………………… 41
　6. 麦门冬汤 ……………………………………… 42
（四）精神病 …………………………………………… 42
　1. 治善忘方 ……………………………………… 42
　2. 茯神安睡药 …………………………………… 43
　3. 治惊悸方 ……………………………………… 43
　4. 治怔忡不眠方 ………………………………… 43
（五）神经系病 ………………………………………… 43
　1. 半身不遂 ……………………………………… 43
　　（1）舒筋活血汤 ……………………………… 43
　　（2）半身不遂第二方 ………………………… 44
　　（3）半身不遂第三方 ………………………… 44
　　（4）半身不遂第四方 ………………………… 44
　　（5）半身不遂第五方 ………………………… 44
　　（6）半身不遂第六方 ………………………… 44
　　（7）半身不遂第七方 ………………………… 45

2. 手足麻木 ……………………………………… 45
   （1）手足麻木第一方 ……………………………… 45
   （2）手足麻木第二方 ……………………………… 45
   （3）手足麻木第三方 ……………………………… 45
3. 痫症 …………………………………………… 45
   （1）痫症第一方 …………………………………… 45
   （2）痫症第二方 …………………………………… 46
   （3）痫症第三方 …………………………………… 46
   （4）痫症第四方 …………………………………… 46
   （5）痫症第五方 …………………………………… 46
   （6）痫症第六方 …………………………………… 46
   （7）痫症第七方 …………………………………… 47
   （8）痫症第八方 …………………………………… 47
   （9）痫症第九方 …………………………………… 47
4. 口眼歪斜 ……………………………………… 47
   （1）口眼歪斜第一方 ……………………………… 47
   （2）口眼歪斜第二方 ……………………………… 47
   （3）口眼歪斜第三方 ……………………………… 48
   （4）口眼歪斜第四方 ……………………………… 48
5. 中风（脑出血） ……………………………… 48
   （1）中风不语第一方 ……………………………… 48
   （2）中风不语第二方 ……………………………… 48
   （3）中风不语第三方 ……………………………… 49
   （4）中风不语第四方 ……………………………… 49
   （5）中风不语第五方 ……………………………… 49

(6) 中风不语第六方 ················· 50
(7) 中风口眼歪斜方 ················· 50
(8) 治中风痰厥方 ··················· 51
(9) 中风第九方 ····················· 51
(10) 中风第十方 ···················· 51
(11) 产后中风方 ···················· 51
(12) 中气不语第七方 ················ 51
(13) 中风不语第八方 ················ 52

6. 偏头痛 ······························· 52
(1) 偏头痛第一方 ··················· 52
(2) 偏头痛第二方 ··················· 52
(3) 偏头痛第三方 ··················· 53
(4) 偏头痛第四方 ··················· 53
(5) 偏头痛第五方 ··················· 53
(6) 偏头痛第六方 ··················· 53
(7) 偏头痛第七方 ··················· 53
(8) 偏头痛第八方 ··················· 53
(9) 偏头痛第九方 ··················· 53
(10) 偏头痛第十方 ·················· 54
(11) 偏头痛第十一方 ················ 54
(12) 偏头痛第十二方 ················ 54
(13) 偏头痛第十三方 ················ 54
(14) 偏头痛第十四方 ················ 54
(15) 偏头痛第十五方 ················ 54
(16) 偏头痛第十六方 ················ 54

（17）偏头痛第十七方 …………………………… 55
  7. 腰腿痛 ……………………………………………… 55
　　（1）腰腿痛第一方 ……………………………… 55
　　（2）腰腿痛第二方 ……………………………… 55
　　（3）腰腿痛第三方 ……………………………… 55
　　（4）腰腿痛第四方 ……………………………… 55
　　（5）治寒湿腿痛方 ……………………………… 56
　　（6）腰腿痛第五方 ……………………………… 56
  8. 背痛 ………………………………………………… 56
  9. 四肢痛 ……………………………………………… 56
　　（1）四肢疼痛方 ………………………………… 56
（六）时令病 …………………………………………… 56
  1. 感冒 ………………………………………………… 56
　　（1）感冒第一方 ………………………………… 56
　　（2）感冒第二方 ………………………………… 56
　　（3）感冒第三方 ………………………………… 57
　　（4）感冒第四方 ………………………………… 57
　　（5）感冒第五方 ………………………………… 57
　　（6）感冒第六方 ………………………………… 57
　　（7）感冒第七方 ………………………………… 58
　　（8）感冒第八方 ………………………………… 58
　　（9）感冒第九方 ………………………………… 58
　　（10）感冒第十方 ………………………………… 58
　　（11）感冒第十一方 ……………………………… 58
　　（12）感冒第十二方 ……………………………… 58

（13）感冒第十三方 …………………………… 58
（14）感冒第十四方 …………………………… 59
（15）感冒第十五方 …………………………… 59
（16）感冒第十六方 …………………………… 59
（17）感冒第十七方 …………………………… 59
（18）感冒第十八方 …………………………… 59
（19）风寒头痛方 ……………………………… 60
（20）感冒第二十方 …………………………… 60
（21）感冒第二十一方 ………………………… 60
（22）感冒第二十二方 ………………………… 60
（23）感冒第二十三方 ………………………… 60
（24）感冒第二十四方 ………………………… 60
（25）感冒第二十五方 ………………………… 60
（26）感冒第二十六方 ………………………… 61

2. 伤寒 ………………………………………………… 61
（1）伤寒第一方 ……………………………… 61
（2）伤寒第二方 ……………………………… 61
（3）伤寒第三方 ……………………………… 61

3. 温病 ………………………………………………… 62
（1）湿温方 …………………………………… 62

（七）传染病 ……………………………………………… 62

1. 霍乱 ………………………………………………… 62
（1）霍乱腹痛两腿转筋方 …………………… 62
（2）霍乱转筋第二方 ………………………… 63
（3）霍乱转筋第三方 ………………………… 63

（4）霍乱转筋第四方 ………………………… 63
　　　（5）霍乱第五方 …………………………………… 63
　　　（6）霍乱第六方 …………………………………… 63
　　　（7）霍乱第七方 …………………………………… 63
　　　（8）霍乱第八方 …………………………………… 64
　　　（9）干霍乱方 ……………………………………… 64
　　　（10）霍乱第十方 ………………………………… 64
　　　（11）寒霍乱方 …………………………………… 64
　　　（12）肚痛霍乱方 ………………………………… 64
　　　（13）霍乱第十三方 ……………………………… 65
　　　（14）湿霍乱方 …………………………………… 65
　　　（15）霍乱第十五方 ……………………………… 65
　　　（16）霍乱第十六方 ……………………………… 65
　　　（17）霍乱第十七方 ……………………………… 65
　　　（18）霍乱第十八方 ……………………………… 65
　　　（19）霍乱第十九方 ……………………………… 66
　　　（20）霍乱第二十方 ……………………………… 66
　　　（21）霍乱第二十一方 …………………………… 66
　　　（22）干霍乱第二方 ……………………………… 66
　　　（23）霍乱第二十三方 …………………………… 66
　　　（24）霍乱第二十四方 …………………………… 67
　2. 丹毒 ………………………………………………… 67
　　　（1）大头瘟方 …………………………………… 67
　　　（2）丹毒第二方 ………………………………… 67
　3. 癫病 ………………………………………………… 67

（1）癫疯经验方 ……………………………… 67
　4. 痧症 ………………………………………………… 68
　　　（1）治痧斑方 …………………………………… 68
　　　（2）痧症外治方 ………………………………… 68
　5. 麻疹 ………………………………………………… 68
　　　（1）麻疹第一方 ………………………………… 68
　　　（2）麻疹第二方 ………………………………… 68
　　　（3）麻疹第三方 ………………………………… 69
　6. 疟疾 ………………………………………………… 69
　　　（1）疟疾第一方 ………………………………… 69
　　　（2）疟疾第二方 ………………………………… 69
　　　（3）疟疾第三方 ………………………………… 69
　　　（4）疟疾第四方 ………………………………… 69
　　　（5）疟疾第五方 ………………………………… 70
　　　（6）疟疾第六方 ………………………………… 70
　　　（7）疟疾第七方 ………………………………… 70
　　　（8）疟疾第八方 ………………………………… 70
　　　（9）疟疾第九方 ………………………………… 70
　　　（10）疟疾第十方 ………………………………… 71
　　　（11）疟疾第十一方 ……………………………… 71
　7. 痢疾 ………………………………………………… 71
　　　（1）痢疾第一方 ………………………………… 71
　　　（2）久痢方 ……………………………………… 71
　　　（3）痢疾第三方 ………………………………… 72
　　　（4）痢疾第四方 ………………………………… 72

（5）痢疾第五方 …………………………… 72
（6）痢疾第六方 …………………………… 72
（7）痢疾第七方 …………………………… 72
（8）痢疾第八方 …………………………… 73
（9）痢疾第九方 …………………………… 73
（10）痢疾第十方 ………………………… 73
（11）痢疾第十一方 ……………………… 73
（12）痢疾第十二方 ……………………… 73
（13）痢疾第十三方 ……………………… 74
（14）痢疾第十四方 ……………………… 74
（15）噤口痢 ……………………………… 74
（16）痢疾第十六方 ……………………… 74
（17）痢疾第十七方 ……………………… 74
（18）痢疾第十八方 ……………………… 74
（19）痢疾第十九方 ……………………… 75
（20）痢疾第二十方 ……………………… 75
（21）痢疾第二十一方 …………………… 75
（22）痢疾第二十二方 …………………… 75
（23）痢疾第二十三方 …………………… 75
（24）痢疾第二十四方 …………………… 75
（25）痢疾第二十五方 …………………… 75
（26）痢疾第二十六方 …………………… 76
（27）痢疾第二十七方 …………………… 76
（28）痢疾第二十八方 …………………… 76
（29）痢疾第二十九方 …………………… 76

- （30）痢疾第三十方 ……………………… 76
- （31）痢疾第三十一方 …………………… 76
- （32）痢疾第三十二方 …………………… 77
- （33）痢疾还阳丹 ………………………… 77
- （34）红白痢方 …………………………… 77
- （35）痢疾第三十五方 …………………… 77
- （36）痢疾第三十六方 …………………… 77
- （37）痢疾第三十七方 …………………… 77
- （38）痢疾第三十八方 …………………… 78
- （39）痢疾第三十九方 …………………… 78
- （40）治痢疾方 …………………………… 78
- （41）治赤痢方 …………………………… 78
- （42）痢疾第四十二方 …………………… 78
- （43）痢疾第四十三方 …………………… 79
- （44）痢疾第四十四方 …………………… 79
- （45）痢疾第四十五方 …………………… 79
- （46）痢疾第四十六方 …………………… 79
- （47）休息痢方 …………………………… 79
- （48）涤痢汤 ……………………………… 79
- （49）涤痢汤 ……………………………… 80
- （50）痢疾第五十方 ……………………… 80
- （51）痢疾第五十一方 …………………… 80
- （52）痢疾第五十二方 …………………… 81
- （53）痢疾第五十三方 …………………… 81
- （54）痢疾第五十四方 …………………… 81

- (55) 痢疾第五十五方 …… 81
- (56) 寒火红白痢疾方 …… 81
- (57) 痢疾第五十七方 …… 81
- (58) 白痢方 …… 81
- (59) 血痢方 …… 82
- (60) 治血痢不止方 …… 82
- (61) 红白痢第二方 …… 82

8. 黄疸 …… 82
  - (1) 黄疸第一方 …… 83
  - (2) 黄疸第二方 …… 83
  - (3) 黄疸第三方 …… 84
  - (4) 黄疸第四方 …… 84
  - (5) 黄疸第五方 …… 84
  - (6) 黄疸第六方 …… 84
  - (7) 黄疸第七方 …… 85
  - (8) 黄疸第八方 …… 85
  - (9) 黄疸第九方 …… 85
  - (10) 茵陈蒿汤 …… 85
  - (11) 茵陈四逆汤 …… 86
  - (12) 黄疸第十二方 …… 86
  - (13) 黄疸第十三方 …… 86
  - (14) 黄疸第十四方 …… 86
  - (15) 黄疸第十五方 …… 87
  - (16) 黄疸第十六方 …… 87

9. 杂集 …… 87

（1）瘟疫第一方 ·················· 87
（2）瘟疫第二方 ·················· 88
（3）瘟疫第三方 ·················· 88
（4）瘟疫第四方 ·················· 88
（5）瘟疫第五方 ·················· 88
（6）瘟疫第六方 ·················· 88
（7）瘟疫第七方 ·················· 88
（8）救瘟丹 ······················ 89
（9）瘟疫第九方 ·················· 89
（10）瘟疫第十方 ················· 89
（11）瘟疫第十一方 ··············· 89
（12）治瘟疫及伤寒方 ············· 90

（八）消化器病 ························ 90
　1. 胃痛 ···························· 90
（1）胸膈疼方 ···················· 90
（2）九种心胃痛方 ················ 90
（3）九种心疼方 ·················· 90
（4）心口痛方 ···················· 90
（5）男女心痛方 ·················· 90
（6）胃痛第六方 ·················· 91
（7）胃痛第七方 ·················· 91
（8）胃痛第八方 ·················· 91
（9）胃痛第九方 ·················· 91
（10）肝胃气痛方 ················· 91
（11）治胃口痛方 ················· 92

(12) 胃口及肚腹痛方 …………………………… 92
(13) 治男女九种心痛及胃口冷痛方 …………… 92
(14) 胃痛第十四方 ……………………………… 92
(15) 胃痛第十五方 ……………………………… 93
(16) 胃痛第十六方 ……………………………… 93
(17) 胃痛第十七方 ……………………………… 93
(18) 胃痛第十八方 ……………………………… 93
(19) 胃痛第十九方 ……………………………… 94

2. 心烧 …………………………………………………… 94
(1) 心烧第一方 ………………………………… 94
(2) 心烧第二方 ………………………………… 94

3. 肋痛 …………………………………………………… 94
(1) 治肋下痛方 ………………………………… 94
(2) 治肋缘底痛方 ……………………………… 94

4. 臌症 …………………………………………………… 95
(1) 水臌第一方 ………………………………… 95
(2) 气臌第一方 ………………………………… 95
(3) 臌症第三方 ………………………………… 95
(4) 气臌第二方 ………………………………… 95
(5) 臌症第五方 ………………………………… 96
(6) 水臌第二方 ………………………………… 96
(7) 水臌第三方 ………………………………… 97
(8) 水臌第四方 ………………………………… 97
(9) 水臌第五方 ………………………………… 97
(10) 水臌第六方 ………………………………… 97

5. 腹胀 ·· 98
　（1）腹胀第一方 ···························· 98
　（2）腹胀第二方 ···························· 98
　（3）腹胀第三方 ···························· 98
　（4）腹胀第四方 ···························· 98
　（5）化铁金丹 ······························ 99
6. 腹痛 ·· 99
　（1）腹痛第一方 ···························· 99
　（2）腹痛第二方 ···························· 99
　（3）腹痛第三方 ··························· 100
　（4）腹痛第四方 ··························· 100
　（5）腹痛第五方 ··························· 100
　（6）腹痛第六方 ··························· 101
　（7）阴证腹痛第一方 ······················· 101
　（8）阴证腹痛第二方 ······················· 101
　（9）阴证腹痛第三方 ······················· 102
　（10）腹痛第十方 ·························· 102
　（11）腹痛第十一方 ························ 102
　（12）腹痛第十二方 ························ 102
　（13）腹痛第十三方 ························ 102
　（14）腹痛呕吐方 ·························· 103
　（15）腹痛痞证方 ·························· 103
　（16）腹痛第十六方 ························ 103
　（17）腹痛第十七方 ························ 103
　（18）治停滞冷茶冷水方 ···················· 103

（19）破积汤方 …………………… 104
（20）治因食积水积腹痛方 ……… 104
（21）腹痛第二十一方 …………… 105
（22）腹痛第二十二方 …………… 105
（23）腹痛第二十三方 …………… 105
（24）治积食积水腹痛方 ………… 105
（25）腹痛第二十五方 …………… 106
（26）心腹虫痛方 ………………… 106
（27）腹痛第二十七方 …………… 106

7. 消化不良 ………………………… 107
  （1）香砂养胃丸 ………………… 107
  （2）寒食停滞方 ………………… 107
  （3）三物白散方 ………………… 108
  （4）补中益气汤方 ……………… 108
  （5）消化不良第五方 …………… 108
  （6）健胃方 ……………………… 108
  （7）疏肝和胃丸 ………………… 108
  （8）消化不良第八方 …………… 109
  （9）消化不良第九方 …………… 109
  （10）消化不良第十方 ………… 109
  （11）香砂六君子汤 …………… 109
  （12）消化不良第十二方 ……… 109
  （13）消化不良第十三方 ……… 110

8. 噎膈 ……………………………… 110
  （1）噎膈第一方 ………………… 110

（2）噎膈第二方 ································· 111
　　（3）噎膈第三方 ································· 111
　　（4）噎膈第四方 ································· 111
　　（5）噎膈第五方 ································· 111
　　（6）噎膈第六方 ································· 111
　　（7）噎膈第七方 ································· 112
　　（8）噎膈第八方 ································· 112
　　（9）噎膈第九方 ································· 112
　　（10）噎膈第十方 ································ 112
　　（11）噎膈第十一方 ······························ 112
　　（12）噎膈第十二方 ······························ 113
9. 呃逆 ·· 113
　　（1）呃逆方 ·· 113
10. 呕吐 ··· 113
　　（1）呕吐腹痛方 ·································· 113
　　（2）呕吐第二方 ·································· 113
　　（3）呕吐第三方 ·································· 114
　　（4）呕吐第四方 ·································· 114
　　（5）呕吐第五方 ·································· 114
　　（6）涤痰陷胸汤 ·································· 114
　　（7）呕吐第七方 ·································· 115
　　（8）干呕方 ······································· 115
　　（9）胃寒吐食方 ·································· 115
　　（10）上吐下泻第一方 ··························· 115
　　（11）呕吐第十一方 ······························ 116

（12）呕吐第十二方 …………………… 116
　　（13）上吐下泻第二方 ………………… 116
11. 泄泻 ……………………………………… 117
　　（1）腹泻初起方 ……………………… 117
　　（2）水泻方 …………………………… 117
　　（3）泄水不止方 ……………………… 117
　　（4）五更泻第一方 …………………… 117
　　（5）水泻腹痛第一方 ………………… 118
　　（6）治老人泄泻不止方 ……………… 118
　　（7）水泻不止方 ……………………… 118
　　（8）泄泻第八方 ……………………… 118
　　（9）泄泻第九方 ……………………… 119
　　（10）治伏暑泄泻方 …………………… 119
　　（11）泄泻第十一方 …………………… 119
　　（12）泄泻第十二方 …………………… 119
　　（13）治痢及脾泄腹痛方 ……………… 119
　　（14）泄泻第十四方 …………………… 120
　　（15）肠泻方 …………………………… 120
　　（16）腹痛水泻第二方 ………………… 120
　　（17）泄泻第十七方 …………………… 120
　　（18）五更泻第二方 …………………… 121
　　（19）泄泻第十九方 …………………… 121
　　（20）治胃寒水泻奇方 ………………… 121
　　（21）稀屎劳方 ………………………… 121
12. 大便不通 ………………………………… 121

（1）大便不通第一方 …………………… 121
　　　（2）大便不通第二方 …………………… 122
　　　（3）大便不通第三方 …………………… 122
　　　（4）大便不通第四方 …………………… 122
　　　（5）大便不通第五方 …………………… 122
　　　（6）大便不通第六方 …………………… 122
　　　（7）大便不通第七方 …………………… 123
　　　（8）大便不通第八方 …………………… 123
　　　（9）大便不通第九方 …………………… 123
　　　（10）大便不通第十方 ………………… 123
　　　（11）大便不通第十一方 ……………… 123
　　　（12）大便不通第十二方 ……………… 123
　13. 肠痈 ………………………………………… 124
　　　（1）治肠痈方 …………………………… 124
　14. 食厥 ………………………………………… 124
　　　（1）食厥方 ……………………………… 124
（九）生殖器病 ………………………………………… 125
　1. 遗精 ………………………………………… 125
　　　（1）遗精第一方 ………………………… 125
　　　（2）遗精第二方 ………………………… 125
　　　（3）遗精第三方 ………………………… 125
　　　（4）遗精第四方 ………………………… 125
　　　（5）遗精第五方 ………………………… 125
　　　（6）遗精第六方 ………………………… 126
　　　（7）遗精第七方 ………………………… 126

（8）遗精第八方 …………………………… 126

（9）遗精第九方 …………………………… 126

（10）遗精第十方 …………………………… 126

2. 淋浊 ………………………………………… 127

（1）白浊方 ………………………………… 127

（2）血淋方 ………………………………… 127

3. 锁阳 ………………………………………… 127

（1）锁阳方 ………………………………… 127

（2）脱阳方 ………………………………… 127

4. 疝气 ………………………………………… 127

（1）疝气第一方 …………………………… 127

（2）疝气第二方 …………………………… 128

（3）疝气第三方 …………………………… 128

（4）疝气第四方 …………………………… 128

（5）疝气第五方 …………………………… 128

（6）疝气灸法 ……………………………… 128

（7）疝气第七方 …………………………… 129

（8）疝气第八方 …………………………… 129

（9）疝气第九方 …………………………… 129

（10）疝气第十方 …………………………… 129

（11）疝气第十一方 ………………………… 129

（12）疝气第十二方 ………………………… 130

（13）疝气第十三方 ………………………… 130

（14）疝气第十四方 ………………………… 130

（15）疝气第十五方 ………………………… 130

（16）疝气第十六方 …………………… 130
（17）疝气第十七方 …………………… 130
（18）疝气第十八方 …………………… 131
（19）疝气第十九方 …………………… 131
（20）疝气第二十方 …………………… 131

（十）泌尿病 …………………………………… 131
  1. 小便不通 ……………………………… 131
    （1）小便不通第一方 …………………… 131
    （2）小便不通第二方 …………………… 132
    （3）小便不通第三方 …………………… 132
    （4）治幽门气滞不通方 ………………… 132
    （5）小便不通第五方 …………………… 132
    （6）小便不通第六方 …………………… 132
    （7）小便不通第七方 …………………… 133
    （8）小便不通第八方 …………………… 133
    （9）小便不通第九方 …………………… 133
    （10）小便不通第十方 …………………… 133
    （11）小便不通第十一方 ………………… 133
    （12）小便不通第十二方 ………………… 134
    （13）癃闭方 ……………………………… 134
    （14）小便不通第十四方 ………………… 134
    （15）小便不通第十五方 ………………… 134
    （16）小便不通第十六方 ………………… 134
    （17）小便不通第十七方 ………………… 135
    （18）小便不通第十八方 ………………… 135

（19）小便不通第十九方 …………………… 135
（20）小便不通第二十方 …………………… 135
（21）小便不通第二十一方 ………………… 135
（22）小便不通第二十二方 ………………… 136
（23）小便不通第二十三方 ………………… 136
（24）小便不通第二十四方 ………………… 136
（25）小便不通第二十五方 ………………… 136
（26）小便不通第二十六方 ………………… 136
（27）小便不通第二十七方 ………………… 136
（28）小便不通第二十八方 ………………… 137
（29）小便不通第二十九方 ………………… 137

2. 尿血 ……………………………………… 137
（1）治小便尿血不止方 …………………… 137

3. 尿白 ……………………………………… 137
（1）下寒尿白方 …………………………… 137
（2）尿血第二方 …………………………… 137
（3）尿血第三方 …………………………… 137

4. 小便频数 ………………………………… 138
（1）小便频数用秘泉法 …………………… 138

三、妇科 ………………………………………… 139
（一）调经门 …………………………………… 139
1. 调经第一方 ……………………………… 139
2. 调经第二方 ……………………………… 139
3. 交加地黄丸 ……………………………… 139
4. 七制香附丸 ……………………………… 139

5. 调经第五方 …………………………… 140

6. 调经第六方 …………………………… 140

7. 调经第七方 …………………………… 140

8. 调经第八方 …………………………… 140

9. 胡金鳞方 ……………………………… 141

10. 调经第十方 ………………………… 142

11. 调经第十一方 ……………………… 142

12. 先期饮 ……………………………… 142

13. 后期饮 ……………………………… 143

14. 调经种子丹 ………………………… 143

15. 调经第十五方 ……………………… 143

16. 调经第十六方 ……………………… 144

17. 经闭第一方 ………………………… 144

18. 调经第十八方 ……………………… 144

19. 调经第十九方 ……………………… 144

20. 调经第二十方 ……………………… 145

21. 经闭第二方 ………………………… 145

（二）白带 ……………………………… 145

1. 白带第一方 …………………………… 145

2. 白带第二方 …………………………… 145

3. 白带第三方 …………………………… 145

4. 白带第四方 …………………………… 145

5. 白带第五方 …………………………… 146

6. 白带第六方 …………………………… 146

7. 白带第七方 …………………………… 146

8. 白带第八方 …………………………… 146

9. 白带第九方 …………………………… 146

10. 白带第十方 ………………………… 146

11. 妇女赤白带方 ……………………… 147

12. 和络双补丸 ………………………… 147

13. 白带第十三方 ……………………… 147

（三）血崩 ………………………………… 147

1. 血虚第一方 ………………………… 147

2. 血虚第二方 ………………………… 148

3. 血虚第三方 ………………………… 148

4. 血虚第四方 ………………………… 148

5. 血虚第五方 ………………………… 148

6. 血虚第六方 ………………………… 148

7. 血虚第七方 ………………………… 149

8. 血虚第八方 ………………………… 149

9. 血虚第九方 ………………………… 149

10. 血虚第十方 ………………………… 149

11. 血虚第十一方 ……………………… 149

12. 人参补血汤 ………………………… 150

13. 血虚第十三方 ……………………… 150

14. 血虚第十四方 ……………………… 150

（四）不孕症 ……………………………… 151

1. 韩飞霞女金丹 ……………………… 151

2. 不孕第二方 ………………………… 151

（五）干血痨 ……………………………… 152

1. 干血痨第一方 …………………………… 152
2. 干血痨第二方 …………………………… 152
3. 干血痨第三方 …………………………… 152
4. 干血痨第四方 …………………………… 152
5. 干血痨第五方 …………………………… 152
6. 干血痨第六方 …………………………… 153

(六) 虚损症 ………………………………… 153
1. 虚损第一方 ……………………………… 153
2. 虚损第二方 ……………………………… 153

(七) 下乳 …………………………………… 153
1. 下乳第一方 ……………………………… 153
2. 下乳第二方 ……………………………… 154
3. 下乳第三方 ……………………………… 154
4. 下乳第四方 ……………………………… 154
5. 下乳第五方 ……………………………… 154

(八) 妇人杂症 ……………………………… 154
1. 治女人淋症方 …………………………… 154
2. 治妇人腰腿疼痛方 ……………………… 154
3. 男女脱阳方 ……………………………… 155
4. 木耳丸 …………………………………… 155
5. 治乳痛初起方 …………………………… 155
6. 治妇女乳疮方 …………………………… 156
7. 妇人杂症第七方 ………………………… 156
8. 妇人杂症第八方 ………………………… 156
9. 妇人双乳中风方 ………………………… 156

10. 妇人杂症第十方	157
11. 妇人脏燥方	157
12. 妇人麻木方	157
13. 妇人杂症第十三方	157
14. 妇人杂症第十四方	157
15. 妇人杂症第十五方	158
16. 妇人杂症第十六方	158
17. 妇女失血病方	158
18. 桃仁雄黄膏	158
19. 治妇人麻搐方	158
20. 妇人杂症第二十方	159
21. 调经种子方	159
22. 妇人杂症第二十二方	159
23. 治妇人坐胎方	159
24. 妇人杂症第二十四方	160
25. 妇人杂症第二十五方	160

四、胎产病 … 161

（一）胎产杂病 … 161

1. 济阴丹 … 161
2. 佛手散 … 161
3. 降逆汤 … 161
4. 治孕妇伤寒方 … 162
5. 妇人堕胎方 … 162
6. 治妊娠子鸣方 … 162
7. 妇人胎漏时时下血方 … 162

8. 安胎方 …………………………………… 162
9. 安胎银苧酒 ……………………………… 163
10. 紫酒 ……………………………………… 163
11. 保产无忧散 ……………………………… 163
12. 平胃散 …………………………………… 164
13. 胞衣不下方 ……………………………… 164
14. 妇人杂症第十四方 ……………………… 164
15. 妇人杂症第十五方 ……………………… 164
16. 胎漏下血方 ……………………………… 165
17. 子死孕妇腹内方 ………………………… 165
18. 孕妇胎动方 ……………………………… 165
19. 胎漏方 …………………………………… 165
20. 治妇人生产方 …………………………… 165
21. 妇人胎前上逼下坠方 …………………… 165
22. 妇人杂症第二十二方 …………………… 166
23. 临产交骨不开方 ………………………… 166
24. 妇人难产方 ……………………………… 166

(二) 产后血晕 …………………………………… 166
1. 产后血晕第一方 ………………………… 166
2. 产后血晕第二方 ………………………… 167
3. 产后血晕第三方 ………………………… 167
4. 产后血晕第四方 ………………………… 167
5. 产后血晕第五方 ………………………… 167
6. 产后血晕第六方 ………………………… 167
7. 产后血晕第七方 ………………………… 168

8. 产后血晕第八方 …………………………… 168
9. 产后血晕第九方 …………………………… 168
10. 产后血晕第十方 …………………………… 168
11. 产后血晕第十一方 ………………………… 169
12. 产后血晕第十二方 ………………………… 169
13. 产后血晕第十三方 ………………………… 169
14. 产后血晕第十四方 ………………………… 169
15. 产后血晕第十五方 ………………………… 169
16. 产后血晕第十六方 ………………………… 169
17. 产后血晕第十七方 ………………………… 170
18. 产后血晕第十八方 ………………………… 170
19. 产后血晕第十九方 ………………………… 170
20. 产后血晕第二十方 ………………………… 170
21. 产后血晕第二十一方 ……………………… 170

(三) 产后血崩 ……………………………………… 171
1. 产后血崩第一方 …………………………… 171
2. 产后血崩第二方 …………………………… 171
3. 产后血崩第三方 …………………………… 172
4. 产后血崩第四方 …………………………… 172
5. 产后血崩第五方 …………………………… 172

(四) 产后杂病 ……………………………………… 172
1. 产后儿枕痛方 ……………………………… 172
2. 治产后块痛方 ……………………………… 172
3. 产后杂病第三方 …………………………… 172
4. 产后杂病第四方 …………………………… 173

5. 产后血冲心方 …………………………… 173
6. 产后杂病第六方 ………………………… 173
7. 妇人产后胎衣不下第一方 ……………… 173
8. 妇人产后胎衣不下第二方 ……………… 174
9. 妇人产后胎衣不下第三方 ……………… 174
10. 妇人产后胎衣不下第四方 …………… 174
11. 妇人产后胎衣不下第五方 …………… 174
12. 妇人产后胎衣不下第六方 …………… 175
13. 妇人产后胎衣不下第七方 …………… 175
14. 妇人产后胎衣不下第八方 …………… 175
15. 妇人产后胎衣不下第九方 …………… 175
16. 妇人产后胎衣不下第十方 …………… 175
17. 妇人产后胎衣不下第十一方 ………… 176
18. 妇人产后胎衣不下第十二方 ………… 176
19. 妇人产后胎衣不下第十三方 ………… 176
20. 妇人产后胎衣不下第十四方 ………… 176
21. 治产后感寒头痛方 …………………… 176
22. 治妇人产后咳嗽方 …………………… 177
23. 治妇人产后感冒方 …………………… 177
24. 产后中风方 …………………………… 177
25. 产后发热方 …………………………… 178
26. 妇人产后阴虚发热方 ………………… 178
27. 治产后不语方 ………………………… 178
28. 产后风第一方 ………………………… 178
29. 产后风第二方 ………………………… 178

30. 产后风第三方	179
31. 产后血虚方	179
32. 产后咳嗽气短泄泻方	179
33. 妇人产后小便不通方	179
34. 治妇人下乳方	179
35. 治妇女生子无乳方	180
36. 产后气血两虚乳汁不足方	180
37. 妇人无乳方	180
38. 产妇乳汁不通方	180
39. 妇人有小儿无乳奇方	180
40. 产后无乳方	181
41. 吹奶成疮方	181
42. 治妇人乳眼出血方	181
43. 产后初患痢疾方	181
44. 产后红痢方	181
45. 治妇人产后痢方	181
46. 拈痛汤	182
47. 产后回生汤	182
48. 治产后食积水积腹痛方	182
49. 产后腹胀方	183
51. 妇女产后腹疼不止方	183
52. 治产后黄水疮方	183
53. 当归补血汤	183
54. 通脉汤	183
附：产后十八论	184

五、小儿科 ... 190

（一）感冒 ... 190

1. 治小儿受风方 ... 190
2. 治初生小儿风寒症方 ... 190
3. 小儿中风方 ... 190
4. 小儿感冒第四方 ... 191
5. 治小儿感冒方 ... 191

（二）惊风 ... 191

1. 小儿惊风第一方 ... 191
2. 治婴儿风症方 ... 191
3. 治小儿搐风方 ... 192
4. 治小儿妇女产后抽搐方 ... 192
5. 小儿惊风第一方 ... 192
6. 小儿惊风第二方 ... 192
7. 小儿惊风第三方 ... 193
8. 小儿惊风第四方 ... 193
9. 小儿慢惊风方 ... 193
10. 小儿预防风痘方 ... 193
11. 小儿惊风第六方 ... 193
12. 小儿急惊风方 ... 194
13. 小儿生下六天上惊风方 ... 194
14. 小儿惊风第九方 ... 194
15. 小儿天吊惊风方 ... 194
16. 儿科惊风清热止咳方 ... 194

（三）痞块 ... 195

1. 小儿腹中痞块方 …… 195
2. 小儿痞疾方 …… 195
3. 治小儿痞方 …… 195
4. 小儿痞方 …… 195
5. 小儿风痞方 …… 196
6. 治小儿痞证方 …… 196
7. 小儿痞证方 …… 196
8. 加减消痞散 …… 196

（四）痨症 …… 197
1. 小儿痨症方 …… 197

（五）眼翳 …… 197
1. 小儿眼翳方 …… 197

（六）痘症 …… 197
1. 治痘症塌陷方 …… 197
2. 痘症不灌方 …… 198
3. 小儿痘症第三方 …… 198
4. 痘后发斑眼红方 …… 198

（七）麻疹方 …… 198
1. 小儿时疫方 …… 198

（八）黄水疮 …… 198
1. 小儿黄水疮第一方 …… 198
2. 小儿黄水疮第二方 …… 198
3. 小儿黄水疮第三方 …… 199
4. 小儿黄水疮第四方 …… 199
5. 小儿黄水疮第五方 …… 199

（九）耳病 ································ 199
1. 治小儿底耳病方 ······················ 199
2. 小儿耳烂方 ··························· 199

（十）口疮 ································ 200
1. 小儿口疮方 ··························· 200

（十一）脐疮 ······························· 200
1. 小儿脐疮方 ··························· 200

（十二）肾囊肿 ····························· 200
1. 小儿肾囊肿方 ························· 200

（十三）泄泻 ······························· 200
1. 小儿泄泻第一方 ······················· 200
2. 小儿泄泻第二方 ······················· 200
3. 小儿泄泻第三方 ······················· 201
4. 小儿泄泻第四方 ······················· 201

（十四）痢疾 ······························· 201
1. 小儿痢疾第一方 ······················· 201
2. 小儿痢疾第二方 ······················· 201
3. 小儿痢疾第三方 ······················· 201
4. 小儿痢疾第四方 ······················· 202
5. 小儿痢疾第五方 ······················· 202

（十五）胎毒 ······························· 202
1. 小儿胎毒第一方 ······················· 202
2. 小儿胎毒第二方 ······················· 202
3. 小儿胎毒第三方 ······················· 202
4. 小儿胎毒第四方 ······················· 203

(十六) 脱肛 ·· 203
    1. 小儿脱肛方 ····································· 203

(十七) 小儿杂症 ······································ 203
    1. 小儿杂症第一方 ································· 203
    2. 婴儿风火咳嗽方 ································· 203
    3. 治小儿热咳嗽方 ································· 203
    4. 小儿吐乳方 ····································· 204
    5. 小儿杂症第五方 ································· 204
    6. 小儿杂症第六方 ································· 204
    7. 小儿杂症第七方 ································· 204
    8. 小儿眼翳方 ····································· 204
    9. 治小儿痧症方 ··································· 204
    10. 治小儿腹胀方 ·································· 205
    11. 小儿却病方 ···································· 205
    12. 小儿咽喉肿痛方 ································ 205

六、耳鼻咽喉口齿眼病 ································ 207

(一) 耳聋 ··· 207
    1. 耳聋第一方 ····································· 207
    2. 耳聋第二方 ····································· 207
    3. 耳聋第三方 ····································· 207

(二) 聤耳 ··· 207
    1. 聤耳第一方 ····································· 207
    2. 聤耳第二方 ····································· 207
    3. 聤耳第三方 ····································· 208
    4. 聤耳第四方 ····································· 208

5. 聤耳第五方 ……………………………… 208

（三）鼻流黄水 …………………………… 208

1. 鼻流臭黄水方 …………………………… 208

（四）鼻衄 ………………………………… 208

1. 鼻衄第一方 ……………………………… 208
2. 鼻衄第二方 ……………………………… 208
3. 鼻衄第三方 ……………………………… 209
4. 鼻衄第四方 ……………………………… 209

（五）赤鼻 ………………………………… 209

1. 赤鼻方 …………………………………… 209

（六）咽喉痛 ……………………………… 209

1. 咽喉痛第一方 …………………………… 209
2. 咽喉痛第二方 …………………………… 209

（七）白喉 ………………………………… 210

1. 白喉第一方 ……………………………… 210
2. 白喉第二方 ……………………………… 210
3. 白喉第三方 ……………………………… 210
4. 白喉第四方 ……………………………… 210
5. 白喉第五方 ……………………………… 210
6. 白喉第六方 ……………………………… 211
7. 白喉第七方 ……………………………… 211
8. 白喉第八方 ……………………………… 211
9. 白喉第九方 ……………………………… 211
10. 白喉第十方 …………………………… 212
11. 白喉第十一方 ………………………… 212

12. 白喉第十二方 ………………………………………… 212
13. 白喉第十三方 ………………………………………… 212
14. 白喉第十四方 ………………………………………… 212
15. 白喉第十五方 ………………………………………… 212
16. 白喉第十六方 ………………………………………… 212
17. 白喉第十七方 ………………………………………… 213
18. 白喉第十八方 ………………………………………… 213
19. 白喉第十九方 ………………………………………… 213
20. 白喉第二十方 ………………………………………… 213
21. 白喉第二十一方 ……………………………………… 213
22. 白喉第二十二方 ……………………………………… 214
23. 白喉第二十三方 ……………………………………… 214
24. 白喉第二十四方 ……………………………………… 214
25. 白喉第二十五方 ……………………………………… 214
26. 白喉第二十六方 ……………………………………… 214
27. 白喉第二十七方 ……………………………………… 214

(八) 口疮 …………………………………………………… 214
1. 口疮第一方 …………………………………………… 214
2. 口疮第二方 …………………………………………… 214
3. 口疮第三方 …………………………………………… 215
4. 口疮第四方 …………………………………………… 215

(九) 舌肿 …………………………………………………… 215
1. 舌肿疼痛方 …………………………………………… 215

(十) 牙疳 …………………………………………………… 215
1. 牙疳第一方 …………………………………………… 215

2. 牙痈第二方 …… 215
3. 牙痈第三方 …… 216
4. 牙痈第四方 …… 216

（十一）齿衄 …… 216
1. 齿衄第一方 …… 216
2. 齿衄第二方 …… 216

（十二）牙痛 …… 216
1. 牙痛第一方 …… 216
2. 牙痛第二方 …… 216
3. 牙痛第三方 …… 217
4. 牙痛第四方 …… 217
5. 牙痛第五方 …… 217
6. 牙痛第六方 …… 217
7. 牙痛第七方 …… 217
8. 牙痛第八方 …… 217
9. 牙痛第九方 …… 217
10. 牙痛第十方 …… 218

（十三）眼红 …… 218
1. 眼红第一方 …… 218
2. 眼红第二方 …… 218
3. 眼红第三方 …… 218
4. 眼红第四方 …… 218

（十四）眼缘疱 …… 219
1. 眼缘疱方 …… 219

（十五）眼翳 …… 219

1. 眼云翳方 ·················· 219

七、外科 ·················· 220

(一) 痈疽 ·················· 220

1. 痈疽第一方 ·················· 220
2. 治外科溃破不收口方 ·················· 221
3. 白降丹 ·················· 222
4. 红升丹 ·················· 224
5. 小升丹（亦名三仙丹）·················· 225

(二) 无名肿毒 ·················· 225

1. 无名肿毒第一方 ·················· 225
2. 无名肿毒第二方 ·················· 226
3. 无名肿毒第三方 ·················· 227
4. 无名肿毒第四方 ·················· 227
5. 无名肿毒第五方 ·················· 228
6. 无名肿毒第六方 ·················· 228
7. 燕窝疮方 ·················· 229
8. 无名肿毒第八方 ·················· 229
9. 无名肿毒第九方 ·················· 229
10. 无名肿毒第十方 ·················· 229
11. 无名肿毒第十一方 ·················· 229
12. 无名肿毒第十二方 ·················· 230
13. 疮疡方 ·················· 230
14. 无名肿毒第十四方 ·················· 230
15. 无名肿毒第十五方 ·················· 230
16. 无名肿毒第十六方 ·················· 230

17. 无名肿毒第十七方 …………………………… 231

18. 无名肿毒第十八方 …………………………… 231

（三）疽疮 ………………………………………… 231

1. 疽疮第一方 …………………………………… 231

2. 疽疮第二方 …………………………………… 231

3. 疽疮第三方 …………………………………… 231

4. 疽疮第四方 …………………………………… 231

（四）缠腰 ………………………………………… 232

1. 缠腰火丹方 …………………………………… 232

2. 缠腰疮方 ……………………………………… 232

（五）疔疮 ………………………………………… 232

1. 疔疮第一方 …………………………………… 232

2. 疔疮第二方 …………………………………… 232

3. 疔疮第三方 …………………………………… 232

4. 疔疮第四方 …………………………………… 232

5. 疔疮第五方 …………………………………… 233

6. 疔疮第六方 …………………………………… 233

7. 疔疮第七方 …………………………………… 233

8. 疔疮第八方 …………………………………… 233

9. 疔疮第九方 …………………………………… 233

10. 疔疮第十方 …………………………………… 233

11. 疔疮第十一方 ………………………………… 233

（六）羊毛疔 ……………………………………… 234

1. 羊毛疔方 ……………………………………… 234

（七）臁疮 ………………………………………… 234

1. 臁疮第一方 ………………………………… 234
2. 臁疮第二方 ………………………………… 234
3. 臁疮第三方 ………………………………… 234
4. 臁疮第四方 ………………………………… 234
5. 臁疮第五方 ………………………………… 235
6. 臁疮第六方 ………………………………… 235
7. 臁疮第七方 ………………………………… 235
8. 臁疮第八方 ………………………………… 235

(八) 瘿瘤 ……………………………………… 235
1. 治瘤方 ……………………………………… 235

(九) 瘰疬 ……………………………………… 235
1. 瘰疬第一方 ………………………………… 235
2. 瘰疬第二方 ………………………………… 236
3. 瘰疬第三方 ………………………………… 236
4. 治鼠疮良方 ………………………………… 236
5. 瘰疬第五方 ………………………………… 237
6. 瘰疬第六方 ………………………………… 237
7. 瘰疬第七方 ………………………………… 237
8. 瘰疬第八方 ………………………………… 237

(十) 背疮 ……………………………………… 237
1. 背疮第一方 ………………………………… 237
2. 背疮第二方 ………………………………… 238

(十一) 脑疽 …………………………………… 238
1. 脑疽方 ……………………………………… 238

(十二) 胯疽 …………………………………… 238

1. 胯疽方 … 238
(十三) 痔疮 … 238
　1. 痔疮第一方 … 238
　2. 痔疮第二方 … 238
　3. 痔疮第三方 … 239
　4. 痔疮第四方 … 239
　5. 痔疮第五方 … 239
　6. 痔疮第六方 … 239
　7. 痔疮第七方 … 239
　8. 痔疮第八方 … 239
　9. 痔疮第九方 … 239
　10. 痔疮第十方 … 240
　11. 痔疮第十一方 … 240
　12. 痔疮第十二方 … 240
　13. 痔疮第十三方 … 240
　14. 痔疮第十四方 … 240
　15. 痔疮第十五方 … 241
　16. 痔疮第十六方 … 241
　17. 痔疮第十七方 … 241
　18. 痔疮第十八方 … 241
　19. 痔疮第十九方 … 241

八、花柳科 … 242
(一) 梅毒 … 242
　1. 杨梅第一方 … 242
　2. 杨梅第二方 … 242

3. 杨梅第三方 243

4. 杨梅第四方 243

5. 杨梅第五方 243

(二) 横痃 243

1. 痃疝方 243

(三) 淋浊 244

1. 淋浊第一方 244

2. 治淋症方 244

3. 治茎中痛方 244

4. 吊白方 244

5. 收风白浊方 245

6. 淋浊第六方 245

7. 五淋方 245

8. 淋浊第八方 245

9. 淋浊第九方 245

10. 下淋第一方 246

11. 治受风淋症偏方 246

12. 气血寒淋方 246

13. 下淋第二方 246

14. 下淋第三方 246

15. 淋浊第十五方 246

16. 淋浊第十六方 247

17. 淋浊第十七方 247

18. 五淋白浊方 247

19. 白浊方 247

20. 淋浊第二十方 … 247

21. 淋浊第二十一方 … 247

22. 慢性白浊方 … 248

23. 淋浊第二十三方 … 248

24. 淋浊第二十四方 … 248

25. 淋浊第二十五方 … 248

26. 淋浊第二十六方 … 248

27. 淋浊第二十七方 … 248

九、皮肤科 … 250

（一）黄水疮 … 250

1. 黄水疮第一方 … 250

2. 黄水疮第二方 … 250

3. 黄水疮第三方 … 250

4. 黄水疮第四方 … 250

5. 黄水疮第五方 … 250

6. 黄水疮第六方 … 251

7. 黄水疮第七方 … 251

8. 黄水疮第八方 … 251

9. 黄水疮第九方 … 251

10. 黄水疮第十方 … 251

11. 黄水疮第十一方 … 251

12. 黄水疮第十二方 … 252

13. 黄水疮第十三方 … 252

14. 黄水疮第十四方 … 252

15. 黄水疮第十五方 … 252

16. 黄水疮第十六方 ………………………………… 252
17. 黄水疮第十七方 ………………………………… 252
（二）疥疮 …………………………………………… 252
  1. 干湿疥方 ………………………………………… 252
  2. 疥疮第二方 ……………………………………… 253
  3. 疥疮第三方 ……………………………………… 253
  4. 疥疮第四方 ……………………………………… 253
  5. 疥疮第五方 ……………………………………… 254
  6. 疥疮第六方 ……………………………………… 254
  7. 疥疮第七方 ……………………………………… 254
  8. 疥疮第八方 ……………………………………… 254
  9. 疥疮第九方 ……………………………………… 255
  10. 疥疮第十方 ……………………………………… 255
（三）癣疮 …………………………………………… 255
  1. 癣疮第一方 ……………………………………… 255
  2. 癣疮第二方 ……………………………………… 255
  3. 癣疮第三方 ……………………………………… 255
  4. 项上癣疮 ………………………………………… 255
（四）秃疮 …………………………………………… 256
  1. 秃疮方 …………………………………………… 256
跋 ……………………………………………………………… 257

阎会长序

  吾国医学，创始甚古。而医书之称最早者曰《内经》，其间探研病症，诊列诊治，则已卓然大备。降及后世，亦代有专书。惟以前代国家，既不之重，而讲求身心性命与夫经国济民之学者，又高自标致，目医学为小道。加之世医之家，视专术为传家之珍，挟秘方为敛财之具，蕴而不宣。以致至宝之医学，不能发挥光大。一任其自生自灭，而不之顾，几何不为西医所逼，一至于斯尽泯没也耶？吾为此惧，故筹设中医改进研究会，延聘专家，钻研改进。而又令村政处设法于各县、区、村，征集民间验方。竣事之日，为数甚多。惟恐杂乱无章，疵谬不免，复令会中理事，分析门类，严加审查，并附意见，以为取舍从违之则。良以人命至重，固未许鲁莽从事也。兹编辑成书，付梓行世，既拟以活人，且以供研究中医者治参考云尔。是为之序。

五台 阎锡山

审查征集验方弁言

吾国医药，向无专司。民间验方，常以埋没，值此学术竞争之时，而无搜罗征集之法，则此有效验方之丧失，洵足惜也。会长阎公，眷念民疾，提倡中医，热忱扶助。筹款设会，于兹有年。十八年秋，曾令省府村政委员赴乡之时，征集民间验方，转报省府。前后令发本会，成帙颇巨。集思广益，救民疾苦，洵可谓无微不至。本会自奉令审查后，即着手整理，分别审查。当时拟有审查办法，及审定程式，照列于下：

（甲）审查验方办法

（一）审查由全体理事负责办理。

（二）审查方法：分个人签注，开会讨论之二种。

1. 个人签注

各理事接到方稿后，将各方项下，所治病症、原因、症候、方名、药品及用量、配合及制剂、服法、每次服量、每日次量、药后处置、药后禁忌、药后遗弊、及其他不列举事项。就学理之研究，自己之实验，逐一详查，附入意见。

2. 开会讨论

每星期三日，将各理事签注完竣验方，汇齐开会，参与讨论，得多数认为该方之签注适当无误，斯为决定。

（三）审查完竣，将完善各方，汇编呈报，其认为利弊互见，或功效未明之方，即交各理事，随时实验；或通知原呈方医士民人，再加说明，以资研究，而求进步。

（乙）审定验方程式

（一）每方将征集原件，照录前列，以资考证。于方尾附以审查意见，说明方意之大概。

（二）原件方药有所修改，或存疑，或于本病有鉴别禁忌等，应当格外注意事项，均于订正意见说明之。

（三）凡原件方药病症，俱欠明确之方，暂予存疑。发交各理事，随时研究。如系普通常有病症，则拟方补充，以资应用。

（此十八年冬所拟之稿，附刊于此，藉志鸿泥）

本篇内分调经、白带、血崩、妇科杂症、胎前杂症、临产杂症、产后血崩、血晕、产后杂症、皮肤、外科、损伤、救急、花柳、耳鼻口齿咽喉、精神病、血症、肺病、感冒、传染病、胸腹部病、小儿科病、消化系病、呕吐、泄泻、痢疾、便秘、噎膈、黄疸、附消化器杂病、泌尿器病、生殖器病、虚痨病、并附有心胃痛病方、补遗等，共二十六门。既订其主治，又考其方法，最后附以意见，不详者付诸存疑。

尝以《验方》之辑，以"贱便验"为主体。"贱"则价值甚廉，一般人易于购买；"便"则普通应用之物，俯拾即得；"应验"一层，尤关紧要。苟不足以资应用，则尘饭土羹，何裨实际？合于上列三项之条件，方足以名为《验方》。尚缺其一，则无足取。假使有一良方，而不便不贱，微论价值昂贵，非普通人之力所能办。若为世间稀有之物，虽出重价，亦有不易得者；即有之，亦不过作博物院中陈列品而已，又何贵乎有此方哉？！

本篇先征集病家应效之验方，复由本会各理事，以经验用途之审查。再由下走，收集各家见解，重加编订。中医以经验为主体，而是编洵可谓中医经验之结晶者矣。

民国十八年之冬，本会担任斯役之理事。为陈君宾卿、梁君子和、米君翰卿、薛君一斋、赵君子忠、刘君荫棠、王君奉三、阴君庆元、刘君伯翕等，下走亦滥竽其列。二十一年春，本会阎会长，选聘张君子仁、赵君图南、刘君荫棠等为理事，下走忝任常务。每星期三日，开会一次，审查数十方，或百余方。嗣后审查完竣，乃专做整理即编订之工作。并由张生文元参加努力，所以襄助理事，以期速成。二十二年冬，全部竣事，即行付印，校刊既竣，爰记其原起如此。

民国二十三年春分日　时逸人
敬序于本会理事室

审查征集验方第二集再版序

  本书为民国十八年，村政处实察员所征集。由本会理事开会审查，签注意见，以为取舍从违之标准。廿二年冬，全部审查竣事，廿三年春出版。问世以来，方法皆由多人之实验，复经本会之审查编订。故按方施治，莫不药到病除。颇为社会所赏用，初版已经售罄。兹特重行整理。次序及门类，亦略有更动。

  再版付印，爰作数言，以留纪念。

民国廿五年五月十六日　时逸人

一、救急门

（一）吞鸦片

1. 救吞洋烟方

治法：五色鱼一尾，捣烂，用净水灌下即吐。

【审查意见】凡服一切毒品，当其未至麻痹虚脱时，急宜吐泻，以泄毒质。若现心脏衰弱，立即虚脱之际，应速强心扶阳为要，五色鱼不知产于何地，能否有探吐之效用，尚属疑问，暂予存疑。

2. 急救食洋烟方

治法：明雄二钱，鸡蛋清一个，生桐油一两，调匀，用河水灌之。

【审查意见】此方能涌吐，吐后可用0.1%或0.5%之过锰酸钾溶液250ml乃至500ml内服，以破坏毒物之作用，但能腐蚀胃黏膜不可多用。吞咽毒物，服此水立吐出。以铁锈和水磨之，即饮此水。

【审查意见】如有涌吐专药，不必服此。

3. 治吞磷及鸦片方

治法：云胆矾二钱，鸡蛋清一个，不用炮制，随便服之。

【审查意见】吐后，可另服生鸡蛋清数个，以解磷之热毒。

4. 吞食生洋烟解毒方

治法：蓝靛草根一两蒸热用，青黛五钱研末，云胆矾三钱，南瓜藤五钱，生甘草一两，贯众五钱（去毛），共为细末，用井泉水调灌，三吐而愈。

5. 治服鸦片毒方

治法：清凉水一碗，黄土一块，用水将土冲开，澄清后服，立吐。

【审查意见】土能保护胃肠黏膜，遏止毒质之吸收。但取吐不确，宜以皂矾涌吐后，再用此方。

6. 解吞鸦片及痰火症方

治法：飞矾一两，苦丁香、藜芦各五分，先将飞矾以水煎沸，微温灌之，次将苦丁香、藜芦捣为细末灌之，若吞服鸦片者，可保性命。

【审查意见】三味皆为涌吐妙品，吞服鸦片，在一小时内，得此必可涌去毒质，立挽生命。吐后可用前方，以护胃肠黏膜。又：痰火症，用此涌吐，唯以体质壮实者为限。

（二）芒刺卡喉

1. 治芒刺卡喉方

病原和病状：食饭不慎，或饮水带入食物妨碍，不甚作痛。

治疗法：以练白之糯米，摊饼一个，约一两重，卷在筷上，在喉内探之。若作泛恶，不妨再探。每探一次，取出视之。或喉中觉润，用力吐之。倘饼尽未出，再换探之甚妙。

【审查意见】法意尚足，但似太笨，可用肥腻软粘之食物，频频吞咽，冀其下达可也。

（三）服砒

1. 服砒急救方

治法：白矾为末，冷水送下。

【审查意见】初服此者，可用。用后宜再设法探吐为要。

2. 服砒急救第二方

治法：防风四两，研末，冷水调服。

【审查意见】此方虽亦曾见，但对于砒石中毒，未审有无解毒作用，抑为排毒作用，或有疑其有催吐之效者。但不如用吐剂，则奏效较速。如用吐剂，初服有效；如时间太长，则该毒质，传入血分，虽吐无效。

3. 服砒急救第三方

治法：雄黄三钱，防风三钱，血竭钱半，板蓝根二钱，硼砂二钱，甘草二钱，水煎服。

【审查意见】此方清热、活血、解毒、和胃，治中毒症，理当有效。

4. 治砒霜毒方

治法：防风三钱，香油四两，研末，调服可也。

【审查意见】防风解砒毒，载之古籍。曾见用者颇验，伍以香油，是欲唤起呕吐，俾泄毒也。

5. 服砒急救第五方

治法：用防风一两，研为细末，水调服立效。

6. 服砒急救第六方

治法：用冷水调石青解之，最效。

【审查意见】比较上方为优。冷水调石青，石青即扁青，为石类之一。盖砒毒大热，本品凉而下坠，使毒质不至分解，由大肠排出故也。

（四）中杏仁毒

1. 中杏仁毒方

治法：杏树根一把，煎汤饮之。

【审查意见】杏仁毒，载在古书，惜编者未曾试验。

2. 救急吞毒方

治法：云胆矾二钱，将药研末，开水冲服，立愈。

【审查意见】本品能取吐，可用。尤以磷中毒为宜。

（五）中水银毒

1. 中水银毒牙龈白色腐烂方

病原与病状：不明表皮破烂，黏膜上不能涂抹水银之理由，因之即现中毒，头面及牙龈作肿或牙龈作白色溃烂。此症医者最易误认为牙疳，不知色白色红之别。

治疗法：用大江岸边无人烟处，水滩上挖深三尺，取净河泥二三升，每用半升，冲清井水二碗，搅至半青半混时，合之漱口，不可咽下。连漱数天，徐徐而愈，内服之药，只须用金银花、生甘草可也。

【审查意见】此法太属不便，应内服银翘解毒，含漱硼酸水以防腐。如系水银急性中毒，速服大量之煅制镁，使毒质不至溶解，则可幸免其害。

（六）酒毒

1. 解酒方

治法：药能解酒不寻常，草果加煎干葛汤，解毒频频三四盏，醒前醉后甚宜尝。（草果、干葛二味，煎汤服。）

【审查意见】酒气燥质湿，中毒酒者，心脑受熏炙，胃肠被其浸淫。解法，当清其熏炙之气，行其浸淫之质。干葛可易葛花。草果之用，须视其人脏腑之寒热以为度，若毒甚而麻痹虚脱者，急宜强心补阳为要，此方不切。

（七）昆虫入耳

1. 治昆虫入耳方

治法：取猫尿少许，灌入耳内即出。

2. 治虫入耳方

治法：麻油少许，滴入耳中。此乡村屡试屡验之方也。

(八) 吞针

1. 治吞针方

治法：用蚕豆、韭菜，同煎同食。韭菜不可切断；无蚕豆，用盐蛋煮食亦效。

【审查意见】误吞针刺，无论梗于咽间或已入胃，须急服肥腻而有粘摄性者，冀其裹之而泄，不受其累。韭菜能治误吞金环，治此亦宜。

2. 治吞铁针及金质类方

治法：磁石三钱，醋炸二三次，研细末，服下。四五日后，再服羊皮硝五钱。

【审查意见】此方效验不确，仍以前方韭菜为佳。

3. 拔针法

治法：针入肉内，用磁石一两，研极细末，香油调匀，敷患处，半日即愈。

【审查意见】须活磁石，否则无效。

(九) 煤气毒

1. 治烟朦呕吐方

治法：轻者饮花椒水，重者取灶内红泥，置于冷水，服之即愈。

【审查意见】以莱菔汁、酸菜汤等为最妙。

2. 治受煤气症方

治法：生姜汁灌之。

（说明：煤气症用生姜汁治之，轻者五钱，重者一两，临症酌量加减，开水冲服。考此病原由室中氧气淡而煤气浓，由呼吸积于胸间，姜汤主发散，故治之甚妙也。）

【审查意见】中煤气毒，酸素缺乏，炭浊充斥，始而刺激呼吸中枢，极度兴奋，故现呼吸困难。继而终归麻痹，呼吸停止，心脏静寂而死。治法，须急置患者于空气流通之地，解其胸襟，以布蘸水搽之。振荡肺之张缩，复用人工呼吸法。内服药宜以酸菜汤为最妙。生姜兴奋宣散之剂，以呼吸将停、心脏衰弱者可用。

（十）跌打损伤

1. 跌打伤第一方

治法：乳香二钱，没药二钱，海桐皮三钱，当归三钱，川椒三钱，川芎二钱，威灵仙二钱，红花三钱，防风二钱，水煎，在患部洗之。

【审查意见】跌打扑伤，皮下溢血，肿胀疼痛。症状轻浅者，可单用此方洗之。如患者二便不通，或更兼其他瘀血、神昏等症者，宜随症与以适当之疗法。专凭此方，不济事也。

2. 跌打伤第二方

治法：生大黄五钱，归尾二钱，桃仁二钱，水煎去渣，黄酒、童便为引。

【审查意见】此行瘀通便方，凡受跌打扑伤后，每多血瘀、便秘。此等方剂，所在必用。

3. 跌打伤第三方

治法：白附子六钱，明天麻、南星、防风、羌活、白芷各五钱。

共为极细末，搽服俱效。重者三钱，轻者一钱，温水下。

【审查意见】此方刚燥辛热，宜于外用，或以水煎搽洗亦可，内服不宜。

4. 跌打伤第四方

治法：取古庙绿琉璃瓦研末，敷伤处，奇痒而愈。

【审查意见】此方殊不多见，药理亦不明了，效否尚待研究。

5. 跌打伤第五方

治法：儿茶、血竭、海螵蛸、三七、梅片、珍珠各等分，共为细末，敷伤处。

【审查意见】跌打扑伤出血者，此方有止血之效。

6. 跌打伤第六方

治法：当归、知母、金铃子、乳香、没药、金金石、血竭、香牛草各三钱，黄酒二斤半，煎汤服。

【审查意见】此方大意，活血止痛，金金石与香牛草均不详为何物，殆为金星石与牵牛子之讹误，未审确否。然即除此二药，亦有活血行瘀之效，惟黄酒分量太多，宜酌减为是。

7. 跌打伤第七方

治法：净乳香、明没药、粉丹皮、海金沙、自然铜、川牛膝各二钱，黄酒为引，水煎服。

【审查意见】此亦通瘀之方，如便秘者，仍宜加入通便之品。

8. 跌打伤第八方

治法：归尾、海金沙、自然铜、乳香、没药、生地、五加皮、丹皮、生草各钱半，童便引，水煎，温服。

【审查意见】与前方大体相同，而效力较为和缓。

9. 刀伤药方

治法：海蕚圪梃一两，冰片一钱，乳香、没药、汉三七、血余各三钱，白硼砂二钱，煅石膏二钱，共为细末，瓷瓶收贮，勿泄气，用时以药撒在患处，立能止血镇痛。

【审查意见】海蕚圪梃不详，或系梅蕚之误，暂予存疑。然除去海蕚圪梃一味，亦能止血镇痛。

10. 刀斧破口血流不止方

治法：葱白捣烂炒热，敷患处。葱冷易之。

【审查意见】刀斧破伤,流血不止,用热葱白以止血,诚恐适得其反。但编者未经实验,不敢武断,暂予存疑。

11. 跌打伤第十一方

治法:南瓜藤,晒干,捣细末,再加净草纸灰五钱,合和为末。遇症先洗净患部,然后敷之。

12. 刀斧砍伤流血不止方

治法:陈石灰四两,松香五钱,橡皮五钱,煅龙骨四钱,共研细末,敷伤口处。止血止痛,用扇子扇之即愈。

【审查意见】此铁扇散方,原方用老材香,系古墓棺中之松脂,但本品颇不易得,故有用千年陈石灰代之者。虽未必绝系千年,但须陈之又陈,无腐蚀性者方可。

13. 治刀伤止血方

治法:陈石灰半斤,霜桃叶七合,川大黄五钱,以上三药研末,入石灰内,用铁锅炒之,如桃花色为度。置青石上令凉,再用箩过之,将药撒于伤处,夏秋用扇扇之,春冬不宜。将药末敷于患处,候一点钟,血止。再用凉水洗去瘀血,再撒一次而痛止。

【审查意见】石灰仍须陈者,但此方不如前方之妙。

14. 治打碰皮破血流方

治法:陈石灰少许研末,涂伤处。冬月不冻,夏日不酵且易痊愈。

【审查意见】此与热熨烙灼法相同,伤部小者可,伤痕大者,绝不合宜。

15. 化骨方

治法:威灵仙三钱,砂仁三钱,红糖一块,醋一碗,熬滚,陆续饮之,诸骨鱼刺皆能化之。

【审查意见】效否,殊属疑问。

16. 接骨方

治法:人中白四两,五倍子二两,共为细末,用热陈醋和糊，在生细白布上摊贴患处或包裹七日更换，用杉木板保护患处。

【审查意见】此方有清热退肿收敛等效，与醋调制，可使药力窜入组织深部，但能否骨折再接，仍须研究。

17. 跌打伤第十七方

治法：旱公牛角一个（焙干，层层刮之），榆白皮不拘数，杨树叶不拘数，黄米面不拘数，花椒七粒，共为细末。陈醋熬成稀糊，青布摊贴，薄木片缠住，即刻闻骨内响声不绝，俟定即接。或牛马跌伤，树木折毁，均能接住。

18. 跌打伤第十八方

治法：当归七钱半，川芎五钱，乳香二钱半，没药五钱，广木香一钱，川乌四钱半，松香六钱，古钱三个（火煅，醋淬七次），骨碎补五钱，香油两半，共研细末，与香油和膏，油纸摊贴患处。

【审查意见】此回春接骨丹原方，未审效否。

19. 跌打伤第十九方

治法：荆皮四钱，台乌三钱，红花一钱，川芎二钱，五加皮二钱，荆芥一钱，青皮一钱，羌活一钱，独活二钱，猪苓一钱，苏木二钱，黄酒二钱，葱白二钱。煎服发汗，药渣捣末，搽患处。一炷香时，发痒为止。

【审查意见】荆皮疑是紫荆皮，骨折复令发汗，耗散体温，减弱气力，恐患部更加疼痛，虚弱者尤宜戒慎。

20. 跌打伤第二十方

治法：乳香（去油）、没药（去油）、血竭、骨碎补、土鳖、自然铜各一钱，共为细末，每服一分。如大便不利，加川军一钱；小便不利，加车前子一钱。

【审查意见】此接骨内服方，土鳖、骨碎补、自然铜历来接骨方中，最多使用。

（十一）冻伤

1. 冻伤方

治法：茄根半斤，白水煮之，洗数次即愈。

【审查意见】此方民间为通行方，冻伤第一级（充血、浮肿、发赤、瘙痒）可以用之。但水宜微温，不可太热，且宜先以冷水搽洗为妥。

2. 冻疮方

治法：鸽子粪，水煎洗之。

【审查意见】此通行单方，宜先用冷水搽洗，后以微温水洗，不可骤用热水。

3. 冻伤第二方

治法：白萝卜片，以砂锅煮如泥，添水熬成膏，用布或纸摊贴患处。

【审查意见】此亦宜于第一级之冻伤。如皮肤皲裂者，宜以猪油调涂。

（十二）烫伤

1. 烫伤第一方

治法：黄连三钱，当归五钱，生地一钱，黄柏三钱，姜黄三钱，香油十二两。将药入香油炸枯，去渣，入黄蜡四两，熔化，用纱布将药渣滤净，入碗内，以柳枝不时搅之，候凝为度，用纸摊贴。

【审查意见】此方清热止痛，润泽皮肤，红斑性烫伤，用之相宜。

2. 烫伤第二方

治法：黄连末，香油调涂患部。

3. 烫伤第三方

治法：地榆研细，香油调搽患处。

4. 烫伤第四方

治法：香油、黄连、黄蜡，用香油将黄连煎枯，去净黑块，再入黄蜡一块烊化，涂患处。若起水泡，即用针刺破，流水即愈。

【审查意见】以上三方，效力大致相同，均宜于烫伤第一期用之。如生水泡（第二期）宜以消毒之针，于水泡根傍刺之，不可拉去泡皮。流出之水，急以清洁棉花揩净，以免浸润传播。

5. 烫伤第五方

治法：先用生石灰一把，入碗内。用冷水冲搅匀，澄清滤过，沉渣不用，再加芝麻油少许，搅匀，抹于患处。

【审查意见】此方有消毒制泌润燥等效，水泡性烫伤，可以用之。

6. 烫伤第六方

治法：槐角。烧灰存性，香油调匀，搽患处。

【审查意见】此亦消炎退肿方，红斑性搽伤可用。

7. 烫伤第七方

治法：山羊角烧焦为末，香油调涂。

【审查意见】羊角烧灰，有吸收性，烫伤第二期，可以用之。如第一期而轻度者，但用香油涂之，羊角可以不用。

（十三）疯犬咬

1. 疯狗咬第一方

治法：斑蝥七个，香附三钱，共为细末，黄酒冲服。

【审查意见】疯狗咬，症候传变，甚为复杂，非本方所可概治，宜参观本会出版《传染病学》"恐水病"项下之治法为妥。

2. 疯狗咬第二方

治法：生大黄三钱，桃仁七个（去皮尖），地鳖虫七个

（炒去皮），白蜜三钱，黄酒一碗，煎服，如不能饮酒者，用水兑服。

3. 疯狗咬第三方

治法：川大黄一两，滑石粉二钱，斑蝥十二个，槟榔五钱，二丑五钱，麝香三分。共为细末，面糊为丸，如绿豆大，每日早晚各服二十丸，白水送下，四十日可愈。白日内忌听铜器，忌食发物。

【审查意见】"疯狗咬"即近代所谓狂犬病，或"恐水病"。对于此病，多主破瘀行血，以上三方，亦是此意。但本病讫于今日，西医只有预防血清之发现，特效药物，仍付阙如。此等破血行瘀方剂，虽能减轻病势，是否确能铲除病源，不令再发，殊属疑问。又，咬人之犬，是否疯狂，与该犬舍有狂犬病之病毒否，种种关系，均待研究。再者，隔衣咬伤，其毒液大都被衣服拭去，而致间接传染者屡屡有之，是亦不可不知者。

4. 疯狗咬第四方

治法：人乳一盅，土鳖一个，百草霜三钱。共捣末，和匀，布摊贴患者处。

【审查意见】此外治咬伤方，效否难定。即令有效，而狂犬病乃系全身疾患，其能避免再发否？最宜注意。

5. 疯狗咬第五方

治法：人被疯狗咬伤，急将伤痕紧捏，以火针刺伤处。

【审查意见】此法烧灼排毒，初被咬伤，最是要着。但仍须另涂其他药品，并内服适当药剂，以期避免再发。

6. 疯狗咬第六方

治法：地榆三两，水煎服。

【审查意见】此方清热凉血，治狂犬病，殆难生效。如在发扬期中，或可稍减痛苦，亦未可知。

7. 疯狗咬第七方

治法：钩丁三钱，天麻二钱，防风三钱，羌活三钱，虫皮一钱，千年健二钱，钻地风二钱，川乌一钱，草乌一钱，条芩二钱，川军二钱，京子二钱，玉女二钱，乌梅二钱，荆芥二钱，薄荷一撮。煎服。

【审查意见】此方发汗、清热、镇痉，狂犬病如对症者，或可用之。其中虫皮、京子（或为蔓荆子之简笔？）等，均不详为何物。玉女，菟丝之别名也。

8. 疯狗咬第八方

治法：斑蝥七个。去翅足，用糯米汤送下。

9. 疯狗咬第九方

治法：斑蝥七个去头，麝香半分，马前半个，辰砂一钱，古米九粒，共研细末，空心黄酒送下。

【审查意见】此二方亦破血峻剂。古米不详，或系陈久之米，未审确否。

10. 疯狗咬第十方

治法：甘遂、甘草、干姜，捣烂涂伤处。

11. 疯狗咬第十一方

治法：公鸽粪二钱，为末，黄酒调服，出汗即愈。

【审查意见】以上二方，前者外治，后者内服，功效确否，均属疑问。

（十四）蛇咬

1. 治蛇咬第一方

治法：细辛、雄黄各一钱，麝香五厘，共为细末，用酒调服。

【审查意见】此方内服，有兴奋止痛之效。但被蛇咬上，只患内服药物，亦非完善方法。仍须内外兼顾为妥。

一、救急门

2. 治蛇咬第二方

治法：明雄黄五钱，麝香一分，共为细末，搽咬伤部。

3. 治蛇咬第三方

治法：用蒜一个嚼烂，敷伤处。如毒入腹。可吃旱烟袋内烟油少许解毒。

【审查意见】蒜涂伤处，能引起局部肿胀，用时慎之。其以烟油作解毒之用，为习见之事。毕竟能否解毒，及其真相如何，尚待研究。

（十五）蝎螫

1. 治蝎螫第一方

治法：雄黄一两二钱五分，白矾一两一钱五分，共研细末，新汲开水蘸搽。

2. 治蝎螫第二方

治法：生鸡蛋一枚，壁虎一只。将卵开一小孔，放入壁虎，卵外以泥封好，置阴凉处七八日，泥皮干后，壁虎已死，破开，以箸搅匀，搽患处。

【审查意见】此方效否，殊难决定。

二、内科

（一）呼吸器病

1. 咳嗽

（1）冬日咳嗽方

治法：艾叶五钱，生姜一两，瓜蒌一个（无炮制），水煎服。

【审查意见】冬日咳嗽，原是肺虚受寒，故用艾叶、生姜，温肺散寒；瓜蒌辛润化痰。然瓜蒌一个，破气殊甚，用一二钱可也，万不宜过量，慎之。

（2）治咳嗽方

①核桃四五枚。在炉火中，将皮烧焦，去皮食仁，立治。

②用红枣数枚。去其核，装生姜二小片，以铁壶压于炉火口边，约二时许，食之立治。

【审查意见】此二方之主治，以肺寒咳嗽，吐稀白痰者。核桃能温肺寒，能敛气止嗽；大枣性温而润，能调和脾胃，润养肺经，以生姜辛温可散风寒。方尚有效，可资备用。

（3）咳嗽第三方

治法：川浙贝各半钱，条沙参二钱，桔梗钱半，紫菀钱半，茯苓三钱，甜杏仁三钱，橘络二钱，前胡钱半，白芍二钱，川郁金钱半。

【审查意见】此方治肺燥而咳者有效，用川贝、桔梗、沙参以润燥。白芍、郁金解肺肝之郁，清肺肝之燥。紫菀、杏仁、前胡疏散肺经之风寒。茯苓健脾化痰，橘络通气化痰。故能治肺燥咳嗽。

（4）咳嗽气喘（张松林方）

治法：砂仁一钱，干姜四钱，捣烂调匀，和饭服。据云屡试屡验。

【审查意见】按：此方治形寒饮冷，肺部受伤。用干姜暖肺祛寒。砂仁快脾生阳，故治寒嗽有效。若因肺燥或有停食生火，而咳嗽气喘者，非徒无益，且能增病。然未言明每次服量多寡，以愚意将全料分作十次，或二十次用。即以早饭时和稀粥内饮之，或空心时，用开水送服亦可。

（5）治痰热在膈方

主治：痰热在膈，吐咳不出。

治法：橘红、法半夏、川贝母、茯苓、蒲黄、竹叶、枳实、瓜蒌仁、黄连、黄芩、苏子、桑皮、朴硝，水煎服。

【审查意见】痰热不利，是由肺燥之故。可加麦冬二钱，焦栀子钱半，蒲黄、黄连可以不用。诸药分量，茯苓用三钱，朴硝一钱，其余均以二钱可也。

（6）咳嗽第六方

治法：杏仁、薄荷、鲜姜各二三钱。用水浓煎，趁热频频服之。

【审查意见】此方为感风寒咳嗽之妙方，久嗽有火者不宜。

（7）治久咳嗽不止方

治法：用猪肺一个，姜汁三钱，蜂蜜四两，杏仁四十九粒，将杏仁、蜂蜜放肺内，同姜汁用水煮热，服后睡一会即愈。

【审查意见】久嗽伤肺，肺气必虚，用猪肺以补肺气，即近今盛倡之"脏器疗法"也，谅必有效。

用量：生姜一两，同煮亦可。

服法：将药水分作三、五次用，或再将猪肺分作二、三次，食如不欲食时，即只饮水亦可。

（8）治远年咳嗽方

治法：熟地四钱，山药三钱，山萸肉三钱，丹皮钱半，茯苓三钱，泽泻二钱，覆花二钱，五味子五分，射干二钱，法半夏三钱。（附注：覆花、枇杷叶，均宜布包同煎，不可忽略，以免其毛伤肺）

服法：枇杷叶为引，水煎温服。

【审查意见】久嗽耗气，伤及肺液，津滞生痰。而肾阴亦从而亏损，此方用熟地、山萸以补肾阴，山药、茯苓以健脾化痰，脾旺痰即不生。加之半夏快脾利气，射干清咳逆，覆花祛老痰，五味子饮肺生津，枇杷叶温肺疏风，丹皮、泽泻滋阴利水。故治素年咳嗽，肺肾两虚为有效。外感新咳，及体未虚者，万不可投。

（9）治咳嗽方

治法：杏仁一两，泡去皮尖，双仁者勿用。用新碗新捶，将杏仁捣如泥，分为三服。

服法：每服加冰糖三钱，用滚水冲起，盖碗内，待温服下，三服而愈。

【审查意见】杏仁性温，能散肺经之风寒，能行胸中之滞气，有治气逆喘嗽之效。冰糖清热润肺，久咳痰少者，宜用。

（10）治年老咳嗽方

治法：甘草三钱，党参三钱，乌梅七个，以上三味，和一处。红枣一斤，熬水，赤糖半斤，蜂蜜四两，水煎，咳嗽即服。

煎法：先将药三味，用水煎好，再与枣水、糖、蜜合一处。用时滚热服之。

服法：将全料药水，分为十余次或二十次，以咳嗽轻重酌量服用。

【审查意见】年老人肺气多虚，津液不足。故呼吸冷气，易致咳嗽。用党参以助肺化逆，甘草健脾和中，乌梅味酸，敛肺定嗽。重用大枣，调和脾胃，赤糖、蜂蜜，性和味甘，均有养脾润肺之功。故于老年人肺虚久嗽，纯用中和之品，而无偏胜之弊，使肺气旺，则能御外来之冷气，而咳嗽自愈。

（11）治咳嗽化痰方

治法：用核桃三个，生姜三片，临睡，同时服以开水，送最少许，服二次。

【审查意见】按此方最为简易，治肺经微受风寒咳嗽者，亦能有效。核桃性温，味涩，能温肺止嗽；生姜性温味辛，能化气散寒故也。

服法：将核桃、生姜同时食下，不必煎水。

（12）治咳嗽吐血方

治法：茯苓、泽泻、粉丹皮、当归、麦冬、知母（盐炒）、熟地各三钱，白芍、山药、贯众各二钱。

【审查意见】此方即归芍地黄丸加减，主治肺肾阴亏，肝火旺盛，其咳嗽吐血，如是阴不养阳。燥气上升，载血上行者，加麦冬以润肺燥，知母滋肾水，贯众下气化瘀，亦能有效。然贯众不若用炭，再加生地炭三钱，侧柏叶二钱，以清肝活血，引血归经而下行，更好。若因风寒滞火胸，膈不通而吐血者，不宜。

（13）治阴虚咳嗽方

治法：熟地五钱，白芍三钱，粉草三钱，云苓二钱，百合二钱，麦冬二钱，辽沙参钱半，地骨皮二钱，川贝母三钱。

【审查意见】此方滋阴润肺，兼止嗽之品，阴虚咳嗽之症，当然有效。惟嫌熟地分两太重，恐有滞气之弊。

（14）治咳嗽吐痰方

治法：用生姜、蜂蜜、梨儿三味，熬水服。

【审查意见】此方治肺燥，微感风寒者宜之。盖生姜能表散肺部之风寒，且能开痰行气。蜂蜜是百花之精，能补阴气，而润肺燥。梨性本寒，能清肺火，且有宣风消痰之力。此方用钱不多，且易配置，最为简便。然未言明用量之多寡，不无缺点。若嗽重，用生姜一二钱，蜜一两，梨一个；轻者，用生姜五六分，蜜五钱，梨半个，以此量加减可也。

（15）治肺痨方

主治：寒热咳嗽喘急等症

治法：生知母二钱，川贝母二钱，天冬二钱，麦冬二钱，条芩钱半，广陈皮二钱半，桑皮一钱，甘草五分，水煎温服。

【审查意见】此症肺经郁热，燥火伤津，故咳嗽；火载气升，故喘急。方中纯是润肺清燥之品，佐橘红以辛温开滞，利气化痰，不使肺部受清润药之滞腻。故燥热清、肺经润、津液生而喘咳均平。此云肺痨者，非云劳伤真阴之虚痨，是燥火伤津、肺燥气急，将成肺痨之实热症。用药者，宜分别虚实，庶不致误。若虚痨喘咳，是以温润调气法治之。若以清凉治之，将使寒气气滞，胸中不通，喘咳更重也。

2. 咳血

（1）肺痨咳血立效方（时逸人方）

治法：川贝母三钱，沙参三钱，生白芍三钱，钟乳石五分，白及三钱，三七末钱半，桔梗一钱，共研细末，用生山药、生薏米各三钱，煎汤送服之，分日服三次，食后服。

【审查意见】此云肺痨者，因燥火伤阴，肺部受火熏灼，而成慢性虚弱症。或因结核菌之感染，血管破裂而出血。方用川贝母、沙参、桔梗、养阴润肺，白芍清火凉血，白及止血而救肺伤。三七凉血止血，钟乳强阴而行滞气，治咳血症颇验。

（2）肺痨吐血方

治法：茜草、丹皮炭、白芍炭、芥穗炭、甘草、生地各二钱，当归三钱，川芎钱半，三七钱半，陈皮三钱半。

【审查意见】此方与上列之方参看。上云咳血，血犹少也。此云吐血，血即多矣，盖吐血即胃出血。方中川芎、芥穗宜易生白芍，再加牛膝以沉降可也。

（3）治气喘吐红粉痰方

治法：沙参一两，地骨皮三钱，麦冬五钱，丹皮三钱，甘草一钱，桔梗钱半，白芍五钱，白芥子二钱，药皮三钱，枳壳二钱。

（按：药皮一味，恐为蒌皮之讹，存疑待考。）

【审查意见】气喘吐红痰者，燥火郁于肺部。火载气升，故气喘。肺血管为火熏灼而微裂，则吐红痰。治法，能使肺润，则火息气平，红痰自止矣。故重用沙参，专清肺热。佐以麦冬润肺止血。白芍敛气凉血，地骨皮、丹皮、甘草、桔梗凉血润肺，以清火而止血。白芥、枳壳化痰降气，其病即愈。

3. 气喘

（1）老人气喘方

治法：苏子钱半，白芥子钱半，莱菔子钱半，共研细服。

【审查意见】此方利气化痰，兼以温散肺寒。病由感寒逆而痰喘者，固甚相宜。何必固定为老人哉？

(2) 治气喘腹痛方

治法：青皮二钱，赤芍二钱，香附二钱（酒炒），枳壳二钱，柴胡三钱，陈皮一钱，郁金三钱，苍术三钱，甘草二钱，生姜三片为引，水煎服之。

【审查意见】此病因事不遂心，心气不舒。肝气郁抑，腹部又受寒冷，胸中气逆而上行，故气短中气不通。用青皮、香附、枳壳以开滞气，赤芍和肝，甘草缓急。柴胡解肝郁，兼散风寒，然分量嫌重，改用钱半可也。

(3) 治哮喘方

主治：痰多气喘，胸满不寐。

治法：北沙参三钱，滑石二钱，白茯苓三钱，半夏钱半，川郁金钱半，象贝三钱，淡附片一钱，生白芍三钱，大杏仁三钱，苡仁三钱，白前二钱，蒌皮钱半。

【审查意见】哮喘多因有老痰，此方少祛痰之品，宜加苏子、南星之类。

4. 肺痈

(1) 肺痈方

治法：桔梗一钱，杏仁一钱，甘草一钱，阿胶二钱，银花三钱，麦冬二钱，百合二钱，夏枯草二钱，连翘二钱，川贝母三钱，枳壳钱半，红藤三钱，水煎，空心温服。

初因咳嗽吐浓痰，痰中带血，右寸脉洪数有力，尺脉细小，口渴，胸膈隐痛，将成肺痈之势，即服此药。诸症已除，惟口渴、咳嗽未止，后改服六味地黄汤。加麦冬、五味子、知母、黄柏痊愈。

【审查意见】此症初因肺脏蓄热，复感风邪，郁久成痈。治法：初起如振寒口燥，胸中隐痛，咳而喘满，痈将成而未溃。以解散法，如射干麻黄汤治之。如见脓血，则已溃矣。方中用甘草、银花、连翘、清热败毒，麦冬、百合润肺止咳，桔梗、贝母兼以开郁，枳壳、杏仁下气散结，阿胶、红藤活血养肺（红藤即鸡血藤），夏枯草清热解结，热清则肺润，肺润则喘咳止，诸病可愈。

5. 肺痿

（1）治肺痿方

治法：麦冬一两，元参一两，甘菊花五钱，熟地一两，天门冬三钱，花粉一钱，贝母一钱，二花五钱，水煎服。

【审查意见】肺痿一症，至为危险。因燥火伏郁，伤及真阴，津液涸竭，肺叶焦痿，故见脉数无力，乱咳气喘，坐卧不安。全身无力，二便秘，口鼻干，得是危症。治法以滋阴润肺救液为主，故方中重用滋水润肺之品，水旺则火熄，肺润则津生，而诸病自愈。服二三付后，可将元参、菊花、二花减去半数，再加利气化痰，如广皮、半夏、茯苓、杏仁之类以和之，则肺部不至受凉润之害。再用药者，斟酌可也。

6. 痰厥

（1）治痰厥方

治法：生半夏研末，少许，吹鼻。

【审查意见】痰饮虽为气管之分泌液。但饮食不消，亦为易存痰涎之一种。痰涎既多，偶受相当之诱因，使痰涎堵截心脑灵机交通之道路，卒然跌扑，无异脑出血。其救治法，与卒中同。本方为开窍取嚏法，俟神清后，再施相当治疗。非本方即可治痰厥也。

（二）血证门

血证治法，大要首辨内伤外感，次辨虚实寒热，再次辨出血部分，再辨为虚为瘀，如是方可尽诊察之手续。今审查征集各方率多笼统施治，唯以止血为主体，并不详细分别原因、症状，必多贻误，不可不慎。滋特详细分订如下。

1. 治因劳吐血方

治法：取槐蘑菇，用水煎服。

【审查意见】此方功专止血，取其有收敛之效。惟每次用量，以三钱为度，血止后，再筹对症疗治之法。

2. 治肺热咳血方

治法：茜草钱半，白芍三钱，当归钱半，生地三钱，丹皮钱半，三七末五分（冲），生草五分，阿胶三钱（烊化冲入）。

服法：水三碗，煎诸药成一碗，冲入阿胶汁，和匀，温服，将三七末送下。

说明：治血症之大法，以去瘀血，生津液，培补荣养成分之缺少，增加血管胶质之不足。兹所订正之方意，即本此旨以进行。茜草、丹皮、三七以去瘀血，生地、白芍、当归以生新血，阿胶、生地皆有胶质，阿胶则胶固之性尤强，是为治血症之大法。若肺热重者，必有口渴唇红舌赤之现象，可酌加生石膏、山栀、黄芩、知母等味，则奏效尤捷。

3. 治吐血不止方

治法：川贝母三钱，和以藕汁服之。

【审查意见】此"吐"字，必系"咳"字之讹。咳血不止，用川贝母以止咳，藕汁以和血。方虽平淡，配合尚有法度，当然有效。惟力薄气轻，不可恃以重任。病势在紧急之际，用此方则嫌力薄。若清浅小恙，或善后调理之处，最为合法。

4. 治痰嗽吐黑血方

治法：白芍一两，丹皮一两，地骨皮一两，炒黑栀子三钱，玄参一两，水煎温服。

【审查意见】此方纯系凉血清热。丹皮行血滞，山栀清血热，地骨清肺热，玄参、白芍清热生津。用于血分伏热之吐血为宜，借治肺热之咳血，亦能有效，惟非治血之专剂。又，凡感冒性之咳血，本方绝对不宜，切勿误投增剧。因山栀、白芍之分量太重，皆与表病有碍。地骨一味，尤有沉降之专长。与宜用宣达之治疗，适得其反。故当辨而明之。（编者按：本方治痰嗽尚无着落，宜加贝母、瓜蒌之类。）

5. 治吐血方

治法：当归酒洗、生地、赤芍、百合、川贝母、栀子炒、麦冬、蒲黄炒、丹皮、熟地、桃仁。

6. 仲景泻心汤

吐血不止，诸药不效者，仲景泻心汤极效，水煎服。

【审查意见】二方虽名为治吐血，而前方中百合、川贝、麦冬等药，皆与肺部最有关系，其治咳血可知。又：仲景泻心汤乃治暴大吐血，重用大黄以泻之，逆而折之之法也，其方意与前方各别，不可混同立论。

7. 治吐血方（订正"方法""说明"）

主治：干咳无痰，咳则咳血。

治法：生、熟地各二钱，赤、白芍各二钱，丹皮钱半，麦冬三钱，百合二钱，川贝母三钱，炒蒲黄一钱，当归半钱，炒山栀钱半。

服法：水二碗，煎取一碗，温服之。内有瘀血，加桃仁三钱。

说明：琼玉膏为治干咳无痰，咳则咳血之专剂。本方乃仿其成例，意颇可取。惟寒凉滞腻药，凡脾胃衰弱，纳食不旺者，切不可用。用反无益有害。

【订正意见】本方用川贝母、百合、麦冬、白芍，以增长肺部组织之荣养，而促进肺部循环之工作；赤芍、蒲黄、丹皮以活血辅之，乃血症善后之良法，亦为阴虚气弱人失血之主剂。若仲景之泻心汤，药止大黄、黄连二味，治暴吐血症，来势太猛，内火亢极，大便不通，宜用下夺之剂者。与本方主治，实虚殊途，胡可混同立论？

8. 治咳嗽吐血方

治法：茯苓二钱，泽泻三钱，丹皮三钱（去心），当归三钱，白芍二钱，麦冬三钱（去心），山药二钱，知母三钱（盐炒），熟地三钱，贯众二钱，用黄酒为引，水煎服。

【审查意见】贯众一物，外治为攻毒药品，不入内服。因用少则无效，用多则容积过大，必致妨碍他种药物效用之发泄。本方以六味地黄去山萸肉，加当归、白芍、麦冬、知母等味，确是赵养葵、张景岳之遗教，如左归、右归等方之大意。其主治咳嗽吐血，明清之医，虽有此说，终恐其方药病症，不能完全恰合耳。又：黄酒为引，尤为无意识之举动，特辨明之。

9. 治男子吐血方

主治：男子吐血，劳碌过度，肝肾不足，因而又伤心肺咳嗽方。

治法：枣仁三钱，远志二钱，朱茯苓二钱，生地炭三钱，黄芩炭二钱，桔梗炭二钱，焦白芍三钱，炙杷叶三钱，炙紫菀三钱，化橘红二钱，阿胶珠三钱，川贝母二钱，黑芥穗五分，藕节三个，归身六钱。

【审查意见】吐血咳血，为肺病失血之总称。至云劳碌过度，肝肾不足，又伤心肺等云云，语意含混。当易以"用脑过度，致生咳嗽带血"便妥。方中药品，尚属平平。惟芥穗一味，终嫌不能融合，是当以除去为佳。

10. 治气喘吐红粉痰方

治法：沙参一两，地骨皮七钱，麦冬五钱，丹皮三钱，甘草一钱，桔梗钱半，白芍五钱，白芥子二钱，桑皮二钱，枳壳二钱，各药先用冷水泡于砂锅内，后再用火煎成服之。

【审查意见】此方药味分量，尚有法度。去白芥子一味，则方意更醇。

11. 治阴寒咳血方

治法：熟地黄丸二钱，无别炮制法，诊脉迟缓者。用姜煎水服，轻者一二剂，重者数剂。

【审查意见】"熟地黄丸"方药未见，然以意推之，亦近世所传八味地黄丸之类耳。苟有阴寒咳血，诊其脉迟苔白者，用炮姜炭八分，炙甘草八分，煎服立效，何必用"地黄丸"之滞腻乎？

12. 吐血便血第一方

治法：桃仁七粒（连皮去尖）、杏仁七粒（连皮去尖）、白石榴半个（连皮），黄酒煎服。

13. 吐血便血第二方

治法：桃仁七粒（连皮去尖）、杏仁七粒（连皮去尖）、白石榴半个，黄酒煎服。

14. 吐血便血第三方

治法：桃仁七粒（连皮去尖）、杏仁十粒（连皮去尖）、白石榴半个，黄酒煎服。

15. 吐血便血第四方

治法：桃仁七粒（连皮去尖）。

【审查意见】上列治吐血、便血者凡四方，前三方药味用量完全相同。揣其用意，似以杏仁止咳，桃仁去瘀，石榴皮以收敛血管。可知"吐血"之名词，当然为"咳血"之误。药性尚觉中和，可备为止血简便之单方。惟用黄酒煎服，苟内有积热，必致误事。至于第四方，单用桃仁一味，语意未完，下文必有脱落，或即前方之讹，亦未可知。但桃杏仁留皮，恐有中毒之虞，不可不慎。

16. 吐血验方

治法：猪肉随量食，无特别炮制之法。用猪肉随量食之，吃半月左右可以断根。

【审查意见】此方如能治病，世间快心之事，无有过于此者。编者常究食品疗养之效，用在补助体中营养成分，以收其强壮身体之效用。而恢复其自然之能力，其功用在平素习惯上，以渐次滋养。绝非在病势最骤之候，多食肉类，便可收功者。爱说明其原理如此。

17. 吐血不止方

治法：老人尿一杯，鸡蛋一个，白水送下。

【审查意见】失血病所以生成之原理，不外血液中营养成分之缺少，血管壁失收缩之效用。古今之医者，所治斯症，皆以增加滋养品，吸收血管壁，为唯一适当之疗法。鸡蛋中之蛋白质，尿中之盐质，斯二项功能，对于血症之治疗，实有精确至效用。但此乃有益无损之食饵疗法，不可恃以专任耳。又：鸡蛋不可过熟，因蛋白质遇高热则凝固，不能益人，致有碍消化。人尿以五岁上下小儿，小便清白者为佳。不必以老人尿为炫奇之具也。

18. 吐血方

治法：童便、人乳、顶上徽墨，三样和起，每服一黄酒盅。

【审查意见】此治吐血病之简便疗法。方用童便以助其血管壁只收缩，墨中含有胶质极多，为补助血中胶质之用，人乳以增加血液中之营养成分。配合尚有法度，当然有效。唯此方止血之剂，若血止后，宜另筹善后之法，不得专恃此方为万能也。

19. 立治吐血方

治法：黑丹皮三钱，黑栀子三钱，荆芥炭钱半，全服，白汤送下。

【审查意见】凡药物之煅成炭者，皆含有碱性，具凝敛疮口之作用。古世医者疑为血见黑则止，其实非也。方中三味，皆煅成炭，深得凝敛血管之效用。丹皮以行其瘀，山栀以清其热，荆芥以行其滞，与上方同为治血症之良剂。惟上方凝结之力较优，此方行瘀之效较著，略有不同。若以二方相间服之，则奏效尤捷。

20. 治衄血并治吐血方

治法：当归（酒洗）、川芎（酒洗）、生地、黄柏（炒）、知母、寸冬、丹皮、元参、栀子、犀角、阿胶珠、甘草，水煎服。

【审查意见】此治热邪内扰而致失血之法，故汇集多数清热活血之品。方中之宜修正者，当归无须酒洗，川芎宜易白芍，阿胶正用其胶质，以填补血管之破裂，炒成珠则无效。知母、黄柏、山栀，寒凉实嫌其过。犀角一味，身无大热，神烦血热外溢等症，无可用之必要。另行订正以说明之。

21. 治因热吐血方

主治：因热而致吐血，口渴舌赤心烦脉数。

治法：知母钱半，丹皮钱半，玄参二分，阿胶二钱（烊化）、炒山栀钱半，白芍二钱，小生地二钱，当归钱半，水三碗，煎一碗，温服。

22. 治吐血下血方

治法：陈棕炭四钱，香墨三钱，二宗共一处，用黄酒送下。

【审查意见】此二药皆有止血之功，惟不免有留瘀之害。是在血止之后，宜求其原因而治之，不可徒恃此方。因目前只小效，而致贻祸也。又：苟非虚寒病症，黄酒调服欠妥。

23. 妇人失血症方

治法：香附四钱，一半用生，一半用醋炒，共研细末，每服四钱。

【审查意见】古代验方书中，单治妇人血崩不止。因肝气郁怒太过而成者，用香附一味研末，米饭调服立效。原件未曾注明何种失血病症，致有药症不切之弊。

24. 血证第二十四方

治法：男子指甲一钱（炒黄研末）、女子头发一钱五分（炒黄研末），用白水送下即止。

【审查意见】指甲有磨积之功，头发炭有消瘀之效。以治有瘀血在内之吐血症，尚觉相宜，惟力薄非重任之品。津液受伤者勿用，以其无滋补之力耳。

25. 血证第二十五方

治法：以小荸荠二十个去根，藕节四十个，侧柏叶一两，水煎服即愈。

【审查意见】小荸荠、藕节、侧柏叶皆清热凉血，活络止血之剂。唯其性稍寒，无热者勿用。

26. 血证第二十六方

治法：用当归一个（重三四两）切片，用好酒一斤，煎至一碗，炖于锅中，以温为度。血尚未吐时，将血衔住，取药一口，连咽送下，一服可愈。

【审查意见】全当归一味，本为活血行血之特效药，酒煮服之，尤有行血之专长。但其性偏温，因热而致吐血者，恐不相宜。又方后自注云"将血衔住，取药一口，连血咽下"云云，似因血得热则凝，疑其能凝敛血管。编订者意见：用血以凝敛血管，不如用血炭为佳。当归酒煮，有热者忌服，须标明为妥。

27. 血证第二十七方

治法：野党参五钱，当归一两，丹皮二钱，炒黑芥穗二钱，生地三钱，茜草根一钱，早晚空心水煎温服。

【审查意见】茜草、丹皮，皆活血行瘀之要药。当归生地，有滋养血液之功能。荆芥祛风达表，炒黑亦有止血之效。治因风寒感冒之失血症，最为相宜。党参一味，似在可删之例。即使虚人失血，非此不能有济，用量以一钱为已足。唯失血过多而致肺气大虚，心脏衰弱，静脉内有郁血停滞者，以用本方最效。

28. 血证第二十八方

治法：用归脾汤，加炒黑阿胶一钱五分，炒黑黄芩一钱五分，炒黑丹皮一钱五分，炒黑栀子一钱五分，百发百中之良方也，三剂立见其效。

【审查意见】归脾汤治失血症，古书曾有此语，云脾不摄血，用此方以摄血归脾云云。编者尝考察中国古时医者，所指脾之功用甚多。此方脾不摄血而致失血，似单指血液循环之变化而言。脾为血行之辅助机关，故即指为脾症。其现症为思虑太过，夜卧不眠，饮食减少，心悸怔忡，面白脱色等皆属心脏衰竭，消化失职，神经过敏之现象。用归脾原方，加山栀、黄芩以清热，其血虚有热，面赤口渴之象可征；加丹皮以行血滞，阿胶以增加血管中胶质，其治血症，当然合法。诊断明确，认证清楚，投无不效。唯此方必待医家诊察病症，方可用之，非病家所可检，方以试也。

29. 吐血下泻方

治法：生地、天冬、麦冬、当归各二钱，棕炭、黑芥穗、广皮、藕节、川厚朴各钱半，旱三七、甘草、地榆各一钱，水煎温服，黄酒为引。

【审查意见】本方用生地、二冬、当归以滋补血液，养阴清热。棕炭、藕节、荆芥炭、三七、地榆等，以收敛血管，清热止血。治因热而致之吐血便血，本极相宜。原件云治下泻，乃觉药症不切。又：方中甘草、广皮、川厚朴三药，皆可删去，益觉完善。

30. 吐血咯血不已方

治法：锦纹大黄一两。治法以童便一杯，韭菜二两，取汁，三伏天浸晒候干听用。凡遇上述之病，其脉数或微数，用大黄钱半，加鲜柏叶一枝，黄连八分，黄芩七分，藏红花五分，葵花一块、红枣一枚，水两杯煎一杯，热服之，立已。

【审查意见】吐血衄血之成因，以肺胃之热邪内灼，无下曳之能，势必壅遏不宣，微丝血管，为之破裂。治疗之法，不难在清热，而难在消瘀；不难在止血，而难在血止之后，不复发生他症。本方用大黄以清热下达，制以童便之碱寒，以收敛血管；韭菜之辛通，以疏通血滞，方意极佳，必收良效。或内热甚重者，加黄芩之清热，侧柏叶之养阴，又仲景之圣法，洵善后时备用之良方。

31. 血证第三十一方

治法：当归五钱，香薷三钱，煅石膏二钱，荆芥炭二钱，青蒿三钱，黑艾三钱，生地炭四钱，赤芍二钱，桃仁二钱，将各药先用冷水泡于砂锅内，后再用火煎成服之。

【审查意见】此方治伤暑感冒身热出血之剂，且唯以可汗之症为宜。方用香薷、荆芥、青蒿宣散以祛其暑，当归、生地炭以补其血而滋其液，赤芍、桃仁用以为行瘀导浊之用。煅石膏收敛之力极强，无汗者宜除去为妥。黑艾叶一味，无可用之必要，宜删除之。

32. 血证第三十二方

治法：醋炒川大黄三钱，姜炒川大黄钱半，去皮焦黄芩三钱，煅花蕊石三钱，并在一处，用水煎熬。又，生姜五钱，生莲藕四两，童便一碗，生姜、莲藕合一处，共捣取汁。先饮童便，次饮姜藕汁，次服煎药。

33. 血证第三十三方

治法：鲜藕汁一碗、童便一碗。

服法：将二汁炖温，相间服之；或将二汁和匀，服之亦可。

说明：服上方，如血止之后，无胸满脘闷，腹胀大便不通之症状者，即不必再服他药。如上方服后，血仍未止，或血止之后，有胸满闷大便不通之现症者，可接服下方。

药品：醋炒大黄二钱，醋煅花蕊石二钱，川连一钱，黄芩一钱。

服法：水二碗，煎一碗，顿服之，以大便通利为度。

说明：本方以化瘀血、通大便为主体。吐血之症，有脘闷大便不通之现象者，服此大便疏通，瘀血通利，血症自止。

34. 牙缝出血方

治法：患处敷黄豆渣立止，内服熟地八钱，山药、山萸各四钱，茯苓、泽泻、丹皮各三钱。

【审查意见】牙缝出血，因劳伤阴，气虚火上升之故。用六味汤以滋阴降火，使阴气足，火气自不沸腾而愈矣。

35. 舌中出血方

治法：槐花不拘多少，研末搽敷。

【审查意见】槐性纯阴而寒，有折热止血之功。舌出血者，火有余也，用以清热而血即止。

36. 鼻血不止方

治法：乱发一团，烧灰，吹入鼻。

【审查意见】血余止血，屡试不爽，简切可用。

37. 治吐血尿血方

治法：用灶内火气积久，外赤中黄之土块。量病轻重或五分或少许，研细面，用热水冲服。

【审查意见】灶中土有和中行气之功,治阴寒脉迟肢冷之吐血有效,若内热则大忌。

38. 尿血第一方

治法：瞿麦三钱,水煎服。

【审查意见】尿血者,膀胱热甚也,瘀血壅滞,热邪熬煎,则尿血而痛。瞿麦能清热利水,故能有效。

39. 尿血第二方

治法：阿胶三钱,赤芍、丹皮各二钱,生地、焦栀子、麦冬、当归、血余炭各二钱四分,水煎服。

【审查意见】此方用大量以清热凉血,佐以和血利水之品,确是有效。

40. 尿血第三方

治法：当归、赤茯苓、通草、滑石、生地、小蓟、车前子、竹叶、栀子、藕节、甘草,水煎服。

【审查意见】此方专重清热利水,兼以和血,必是有效。

用量：当归、赤茯苓、生地、小蓟、车前子、藕节、甘草各三钱,滑石、通草各钱半,竹叶钱半。

41. 尿血第四方

治法：秦艽、瞿麦、当归、红花、甘草、大黄、白芍各二钱,黄芩、栀子、车前子、花粉各三钱。

【审查意见】此方清热利水、活血疏风,能使热清,则便血自止。

42. 便血第一方

治法：白头翁五钱,黄连一钱,黄芩一钱,秦皮三钱,水煎服。

【审查意见】此为白头翁汤,治赤痢有效,便血则效不确。

43. 便血第二方

主治：肠风下血,甚至十余日,大小不止者。

治法：白术、阿胶、生地、甘草、附子、黄芩各三钱；若脾寒，加干姜炭二钱，灶心土为引，水煎服。

【审查意见】此即金匮黄土汤，治粪后下血最妙。所言肠下血，不切。

44. 便血第三方

治法：椿根白皮二钱蜜制，现将药切片，用蜂蜜炙之，水煎温服。

【审查意见】便血者，因大肠伏热，瘀热沸腾，则血妄行。椿根皮，能清大肠之湿热，故能治肠热便血。如是肠风下血，应即地榆、芥穗等类。

45. 便血第四方

治法：重阳节日，择取九顶大麻叶二叶，用两全叶，计十八顶，再从第三叶取上三顶，共二十一顶，用水煎后，冲白糖二两，服之即愈。早午服之均可。

【审查意见】麻性滑利，有涤热之功，白糖有清热凉血之用。凡便血者，多因肠胃瘀热，血热妄行，初为实，久则虚，治法宜用当归、白芍、生地炭、粉丹皮、桃仁、地榆炭、椿根皮、酒军、槟榔、川朴、阿胶、黑芥穗之类。如无效，可用金匮黄土汤，此方功效不确。

46. 便血第五方

治法：用槐角炒过，入水熬之，当茶饮即愈。

【审查意见】按：肠热始便血。槐性寒，味苦，凉血清热，为止便血之单方。

47. 便血第六方

治法：当归、熟地、槐角、地榆炭、白茅根、升麻各三钱，旱三七二钱，水煎服。

【审查意见】此方治便血之虚者。若无效，用金匮黄土汤。

48. 便血第七方

治法：只用花椒籽一钱，早空心，开水送下。

【审查意见】花椒籽，又名花椒红，能散恶血，或即其治便血之故。但味辛烈，有寒者可用，否则切宜慎用。

49. 便血第八方

治法：黄连五钱，干姜三钱，苦参子三十粒，赤石脂五钱，杭白芍四钱，乌梅十个（去核），当归三钱，共为细末，再用龙眼肉二两，捣如泥，同药制成梧子大之丸。服药前，先用柴胡、白芍、生地，水煎服。服丸药后，再用阿胶、山甲、广木香，水煎服。

【审查意见】此方清热兼以养血，健脾兼以止血，是治粪后下血之方（名为远血）。盖粪后下血，是因脾阳虚弱不能统血，大肠兼有伏热。故有此症，即先用柴胡、白芍、生地，是平肝凉血之意。后用阿胶、山甲、木香，亦是调气养血以止血之意。

服法用量：丸药即以三钱为度，空心开水送下。至于先服、后服之药，以各用一钱可也。

50. 便血第九方

治法：生地一两，地榆炭三钱，水煎空心服。

【审查意见】便血者，大肠热也。此方重用生地，以凉血清热。地榆清肠止血，热清而可止。

51. 便血第十方

治法：莴笋根一个，水煎服。

【审查意见】菜蔬之质，清凉之性，用以治热，颇有效验。

（三）虚损病

1. 滋阴补肾方

治法：黑豆二酒杯，红枣二枚，清水大半碗，用砂锅煮熟,每日早起,每晚寐前各服一次。

【审查意见】此方用黑豆补肾,红枣补脾,可称脾肾两补之方也。谓为滋阴补肾,似于方中用品不合。

2. 治病后耳聋方

治法:猫尿灌耳,又以猫尿和蒜,搽鼻尖。

【审查意见】两耳属肾,肾气虚,耳即聋。是以老人多有耳聋之病,今病后耳聋,果系久病之后,必然肾经空虚,不能上通耳窍,宜用补肾之品以治之。此用猫尿灌耳,又用猫尿和蒜搽鼻尖,不明用意何在,暂予存疑。

3. 治虚痨方

治法:当归、川芎、黄芩、贝母、知母各八钱,阿胶珠、蒲黄、陈皮各八钱,白芍、生地、天冬、麦冬、薄荷、枳壳、藕节、甘草各三钱,人参二钱,用多年内有碱性便壶一个,猪肚一个,红枣一百个,先将猪肚子用冷水洗净,肚内包红枣,入便壶内,外用土泥抹好,用大火烧,将猪肚、红枣、碱性共研为细末,用蜂蜜调成枣大的丸子。每早服三丸,用自己的小便送下,依照此法连用三次即愈。

【审查意见】此方一派凉润之品,又加人中白,亦是寒性,只有猪肚与红枣,能补脾健胃,如遇日浅之虚痨症,或能见效,否则不可用也。

4. 胃虚痰症

治法:白术二钱,茯苓三钱,陈皮钱半,法夏钱半,山药五钱,人参四钱,薏仁三钱。

【审查意见】此方白术、茯苓、山药、薏仁健脾除湿,陈皮、半夏利气除痰,加以人参、肉桂,扶助阴阳,于此症应能有效。但白术、山药、薏仁,俱宜用炒。

5. 虚痨补肾丸

治法:盐黄芪一两,熟地八钱(蛤粉炒),三丁叩二钱,焦杜仲八钱，干枸杞一两，破故纸五钱，西茴香八钱，菟丝饼四钱，泽泻四钱，莲须五钱，油桂三钱，金樱子三钱，苁蓉四钱，飞龙骨二钱，归身八钱，云苓五钱，西洋参钱，鹿茸五钱，共为细末，用吉糖、干姜水糊成丸，桐子大。每早服三钱，盐水送下。

此方服之一月，确能神清气壮，筋骨充盈，屡经屡验。

【审查意见】按此方以黄芪为君，本走气分，不纯补肾，然用盐制引下，又加以一派温肾阳滋肾水之品，实能有效。但为丸用，吉糖（即是赤糖）、干姜水糊为丸，因赤糖亦是走下之物，又用盐水为引，可将完全药力，收归肾经，命为补肾，名实相符也。

6. 麦门冬汤

主治：数月喑哑之症。

治法：麦冬三钱，半夏二钱，党参四钱，糯米四钱，炙草钱半，大枣五枚。

【审查意见】用此方治喑哑数月而获效，可知是肺虚生燥，有碍声带之症，故用麦冬润肺清燥，党参能生津液以助肺气，半夏降痰而兼燥脾。糯米、炙草、大枣等，补土以生肺金，肺气旺而燥去，声带之音自发矣。但参可用人参或洋参，党参恐有滞胸之弊，倘遇声带受风邪闭塞者，此方即不可用也。

（四）精神病

1. 治善忘方

治法：凡人日夜事多忘，远志菖蒲煮作汤，每日空心服一碗，诗书时刻在心肠。

【审查意见】远志、菖蒲，历来视为安神开窍之药，此处移治善忘，当然不无功效。但善忘者，神经大半衰弱。而神经衰弱之原因，又多来自精神抑郁，愿欲不遂等。故患者除一方服药外，如对于精神休养，尤宜注意。

2. 茯神安睡药

治法：赤白茯神各三钱，夜交藤、夜合花、小生地各三钱，川连三分，上安桂三分，共为丸。约十日服完，咳血甚者，加阿胶二钱。

【审查意见】虚热神烦，或咳血后，睡眠不宁者，可用。

3. 治惊悸方

治法：黄芪一两，白术五钱，当归五钱，生枣仁五钱，远志三钱，茯神五钱，熟地一两，半夏二钱，麦冬一两，柏子仁三钱，元参二钱，甘草一钱，水煎温服。

【审查意见】气血虚弱者，可用。如兼消化不良者，芪、地用量，可以酌减，或再加入健胃药，亦可。

4. 治怔忡不眠方

治法：熟枣仁三钱，箭黄芪二钱，石菖蒲二钱，西洋参一钱，寸冬三钱，生地三钱，当归身二钱，冬白术二钱，杭白芍三钱，远志肉二钱，柏子仁二钱，粉草一钱，镜砂五分，水煎服。

【审查意见】血虚烦热，怔忡不眠者，可用。

（五）神经系病

1. 半身不遂

（1）舒筋活血汤

治法：熟地三钱，当归二钱醋炒，白芍二钱醋炒，木瓜二钱醋炒，天麻二钱醋炒，苍术三钱醋炒，牛膝二钱醋炒，白术二钱醋炒，桂枝二钱，黄芪二钱，杜仲二钱醋炒，木耳三钱，水煎服。

【审查意见】寒湿凝滞，气血阻塞，以致腰腿疼痛者，可以服用。

（2）半身不遂第二方

治法：四物汤加防风、羌活，水三盅，煎八分，空心服。

【审查意见】轻症兼有风寒表证者，或可有效。真正脑出血或脊髓性之半身不遂，用亦无效。其在脑出血者，羌、防尤宜慎用。

（3）半身不遂第三方

治法：党参钱半，白术钱半，山药三钱，巴戟天五钱，覆盆子五钱，芡实三钱，桑螵蛸三钱，枣仁三钱，归身二钱，生黄芪三钱，乌梅二钱，元肉二钱，桑枝三寸，水煎服。

【审查意见】此滋补强壮剂，患者审系虚弱，可以服用，否则勿轻尝试。

（4）半身不遂第四方

治法：鸭子一个，肚内剖空，装入牛膝三钱，用针线缝好。白水煮热熟，汤肉并食。

【审查意见】此亦滋补剂，惟牛膝有凉血降血之功，相伍成剂，治脑出血之半身不遂症，尚称合理。如患者消化器有病变者，可以勿用。

（5）半身不遂第五方

治法：川芎二钱，白术二钱，桂枝钱半，九地四钱，川断二钱，灵仙钱半，广皮二钱，牛膝钱半，羌活一钱，嫩桑枝二钱，水煎服。

【审查意见】此活血温经，兴奋神经之剂。发热者忌服。

（6）半身不遂第六方

治法：透骨草三斤，米醋半斤，烧酒半斤，黄酒半斤。以上拌匀，铺热炕上，患者脱去衣服，卧其上。待三炷香时，发汗为度。口渴者，用鸡骨煎汤饮之。

二、内科

【审查意见】轻度之运动神经麻痹症，用发汗法，能引起中枢神经之反射作用，病初起者，或可有效。重症即久病患者，殊难生效。体弱及有发热症候者尤忌试用。

（7）半身不遂第七方

治法：蜂蜜四两，生姜四两，牛骨髓半斤，蜜炙为丸，开水送下。

【审查意见】牛骨髓滋补之力甚强，伍以生姜，兼有健胃作用，偏瘫而虚弱者，可以服用。

2. 手足麻木

（1）手足麻木第一方

治法：用陈棉花籽三钱，烧成灰，早起空心黄酒送下。

【审查意见】棉籽治麻木症，不解何义。

（2）手足麻木第二方

治法：白术三钱（土炒），当归三钱（酒洗）、木瓜一钱，黄芪三钱，水煎服。

【审查意见】体虚弱者可服。

（3）手足麻木第三方

治法：当归二钱，川芎钱半，大熟地二钱，威灵仙钱半，白芍三钱，僵蚕钱半，防风钱半，天麻一钱，川牛膝钱半，水一碗，煎八分，空心服。

【审查意见】末梢性神经麻痹，血运迟缓者，可用。

3. 痫症

（1）痫症第一方

治法：川军四钱，桃仁三钱，红花二钱半，沉香钱半，归尾二钱，炒白术三钱，远志二钱，酸枣仁二钱，麦冬三钱，菖蒲钱半，生地三钱，川连二钱，枳实钱半，芒硝二钱，朱砂八分（另冲），水三盅，煎一盅，空心服。

【审查意见】此方有通大便、清热、活血、化痰之效，实症或可一用。

（2）痫症第二方

治法：瓜蒌仁、苦丁香、巴豆霜、广木香、朱砂，研末，每用七分，与蜜和匀，沸水冲服。服后大便泄出，隔二日，服一次，三次即愈。

【审查意见】此祛痰通便剂，患者气体壮实，苔腻腹满便秘者，可用。

（3）痫症第三方

治法：藜芦三钱，苦丁香钱半，水煎服。

【审查意见】此吐剂，痰涎壅塞，胸满气促者，宜用。

（4）痫症第四方

方一：藜芦一钱，胆星三钱，法半夏五钱，甘草一两，以水一碗半，煎至半碗。服后即吐，次日服下。

方二：磁石二两，朱砂一两，神曲三两，研末为丸，早晚各用开水冲服钱半。

【审查意见】第一方为催吐剂，用于痫病患者，痰壅气闭之际。第二方即磁朱丸，历来用作安神降痰剂。如果患者痰盛神烦者，可用。

（5）痫症第五方

治法：鱼鳔切成寸段，用素油炸焦，每晨用黄酒空心送下一寸段。

【审查意见】此方殊不多见，意义亦不可解，功效确否？尚待研究。

（6）痫症第六方

治法：黑乌鸦一只，泥包烧干为末，病将发前，黄酒送下五钱。

【审查意见】此系古人常用之方（见《本草纲目》），效否？殊不敢定。

二、内科

（7）痫症第七方

治法：茴香虫三十六个，焙黄为末，黄酒送下。

【审查意见】茴香虫，《纲目》谓主治疝气。此处则施治痫病，不知真义何在，效否亦未敢必。

（8）痫症第八方

治法：当归三钱，川芎钱半，甘松四钱，赤芍钱半，茯神三钱，天麻钱半，水煎服。病重者，加番木鳖子二钱，或照《医林改错》书中用龙马自来丹（地龙、马钱子）。

【审查意见】此方有活血、安神、镇痉之效，痫病不兼痰食等症者可用。番木鳖子（一名马钱子），能兴奋强心，气机衰沉者可用。地龙镇痉止搐之力甚强，用之亦有伟效，但用量须审慎耳。

（9）痫症第九方

治法：当归四钱，半夏四钱，紫豆蔻二钱，官桂二钱，南星二钱，朴根三钱，附片二钱，泡姜二钱，菖蒲二钱，远志四钱，甘草二钱，茴香一钱，水煎服。

【审查意见】此方强心化痰之力甚著，痫病热有湿寒症象者，可用。有热及体虚者，忌之。

4. 口眼歪斜

（1）口眼歪斜第一方

治法：狼粪骨五钱，焙黄研末，黄酒冲服。

【审查意见】此药《千金》主治小儿夜啼及断酒，此处治口眼歪斜，未审确效如何。

（2）口眼歪斜第二方

治法：全蝎、白附子各三钱，研碎，用白酒冲服，童便引。

【审查意见】此麻醉镇痉剂，神经强直抽掣者，可用。用量宜细斟酌。

(3) 口眼歪斜第三方

治法：苍术、乌药、羌活、归尾、南星、细辛、天麻、生草、蝉蜕、全蝎（去头）、防风、川芎、黄芩酒炒、僵蚕各一钱，水煎温服。

【审查意见】此方辛热刚燥，有表寒或挟寒湿症候者宜用，体虚及有热者忌服。

(4) 口眼歪斜第四方

治法：炒麻子，研烂。左歪涂右，右歪涂左。

【审查意见】麻子有缓和滋润之性，普通大抵内服，此处外用涂搽，功效确否，殊难断定。

5. 中风（脑出血）

(1) 中风不语第一方

主治：中风舌瘖不能言，少阴气厥不至，小便不利。

治法：大熟地五钱，巴戟三钱（酒炒），山萸肉二钱，肉苁蓉四钱（盐炒），旱附子八分，官桂七分，寸冬三钱，金石斛钱半，云茯苓二钱，石菖蒲钱半，远志肉二钱，辽五味三钱炙、薄荷五分，生姜三片，红枣一枚为引，煎服。

【审查意见】验方之征集，专供一般社会自检之用，为无医药知识者说法。故古人对于验方之辑，以贱便验为主体。贱则价廉易于购买，便则家常日用必需之品，取之不竭，验则其效立见，人所共知。本方乃金元时代，刘河间医家所制之"地黄饮"之原方。唯以官桂易肉桂，已非刘氏本意，方药病症，是否符合，尚待于后世之研究。但此方非为病家说法，因不合于检方治病之原则。必待医家诊断确实后，方可用之，爰说明其大意如此。

(2) 中风不语第二方

治法：用香油三四两，入麝香末二三分，搅匀，将病人之口，撬开灌下。

【审查意见】此"严氏济生方"原方,治中风不省。古语不省人事,盖即神经受痰浊之蒙蔽耳。方以香油之滑润,合麝香之走窜宣达,服之得吐,神经自能恢复。即服后未吐,而气血经此兴奋疏达,亦无脑部静脉郁血之患。惟香油用一两为已足,麝香以一分为中剂。古方分量,未可举为定例。征集者,以"不省"误作"不语",而古方治义乃晦。

(3) 中风不语第三方

治法:石菖蒲、皂刺、苏薄荷各三钱,开水煎熟,灌服。

【审查意见】不语之原因甚多,有痰塞壅闭之不语,有中气虚脱之不语,有神经强直之不语,有神经麻痹之不语。症治方药,各有不同,本方用菖蒲之化痰,皂刺之攻坚,薄荷之宣达,惟治痰涎壅塞一症耳,他未之及。

(4) 中风不语第四方

治法:硫黄一钱,川椒三分去黑子,搅匀,溶成小饼。左疼塞右鼻,右疼塞左鼻,正疼,左右鼻均塞。俟清涕流尽,即愈。

【审查意见】中风为脑出血之专门名词,向有规定。本方用川椒、硫黄辛热纯阳之品,以塞鼻,非但脑出血症,无可用之理由。即脑充血症,亦无采取之必要。盖本方所可治者,惟俗传风寒感冒之症。法宜宣散祛风,头部受风寒独重,故其痛较甚。非宣散祛风所能见效者,本方可偶一用之。若恃此方为脑出血症头痛之效方,真南辕北辙,去题万里。

(5) 中风不语第五方

治法:牙皂、生半夏、细辛、藜芦、苦参各三钱,共研细面,吹入鼻内即醒。

【审查意见】查所征各方,凡治中风不语者,多指痰涎壅滞而言。因痰涎壅滞，而致肺气不利，故必用除痰之剂，方可奏功。或以中风乃脑出血之重症，用除痰治剂，疑其非当。不知脑受挤压，致神经失其知觉。津液凝滞，气管之阻塞堪虞。取嚏涌吐，乃急则治标之法。本方汇集涌吐之品，俾痰涎之停积者，一举而扩清之，痰去神苏然后再筹对症治疗之法。因方中吐药重复，性雄力猛，即搐鼻取嚏，得嚏之后，乃可作吐。原件虽未言及，以牙皂、藜芦之功用校之，其涌吐之功，实不可没。惟吐法之首先注意者，必先开牙关，然后探吐。如牙关不开，切忌先用吐法。恐痰涎欲出不出，堵塞气管，反致危险。或用撑嘴钳将牙关缓缓撑开，见其满口黏腻，然后再用吐法吐之。盖同一开关，开牙关、喉关，先后缓急，切勿倒置，此系要诀。

(6) 中风不语第六方

治法：生南星、生半夏、生川乌各一钱，水煎服。服后三分钟许，吐去风痰即愈。

【审查意见】治中风之"三生饮"，用南星、川乌、附片三味，加生姜同煎。薛立斋氏加人参对半冲服，因虑辛温麻烈之太过。此乃治急性脑贫血之峻剂，非经医生诊断明确，恐有误投之弊。本方去原方之附片，加入生半夏一味。但生半夏服之失音，不可不慎。而且半夏、乌头，古人视为相反之药。杂凑一处，顾虑良多，不可不慎。

(7) 中风口眼歪斜方

治法：苍术一钱，乌药一钱，羌活一钱，归尾一钱，胆南星一钱，细辛一钱，天麻一钱，生草一钱，蝉蜕一钱，全蝎一钱（去头）、防风一钱，川芎一钱，黄芩一钱（酒炒），僵蚕一钱，水三碗，煎一盅，温服。轻者一剂，重者二剂。

【审查意见】口眼歪斜之原因，有血不养筋，神经拘急，有湿痰阻络，神经麻痹者。本方重用羌活、防风以祛风，全蝎、僵蚕、蝉蜕以弛缓神经之麻痹，细辛、南星、苍术以化其痰浊，天麻、当归等以行其血气之停积，乌药导浊，黄芩清热，治湿痰阻络，神经麻痹者，最为相宜。如血不养筋之症，切勿误用。

（8）治中风痰厥方

治法：白矾一两，牙皂五钱，共为末。每服一钱，温开水调服，吐痰为度。

【审查意见】痰厥病症，即痰涎凝滞，阻塞心脑灵机之道路。其神昏猝倒，在普通人视之，有疑为中风者。但脑出血症，肺神经麻痹，亦有痰涎凝滞之可能。治宜先吐其痰，以通气道。非谓吐痰一法，可根治此症也。白矾有沉降之力，牙皂有涌吐之功，凡痰涎壅滞，宜先以此吐之。

（9）中风第九方

治法：香油二两，鸡蛋一个，搅匀灌之。

【审查意见】效否殊不可测。

（10）中风第十方

治法：赤小豆、枯矾、瓜蒂各五钱，共研细末，冷水冲服二钱。

【审查意见】此涌吐剂，痰壅者可用。

（11）产后中风方

治法：陈芝麻二钱（炒），陈黑豆二钱，陈头发二钱（煅）、蓖麻子三钱，引用荞麦秆，煎水冲服，盖卧出汗，即愈。

【审查意见】蓖麻子、养麦（或系荞麦之讹），均不详为何物，无法审查。

（12）中气不语第七方

治法：毛橘红一两，制半夏五钱，清竹沥二钱，将前二味药煎好，与不见火之清竹沥和至一处，温服即愈。

（13）中风不语第八方

治法：毛橘红二钱，法半夏二钱，竹沥膏三钱，鲜姜一钱，水煎服。

【审查意见】按：以上二方，皆治中风症，兼痰涎凝滞之治法。其中风不语，痰迷心窍，俗名也，当易以痰浊蒙蔽为妥。何以知为痰浊蒙蔽？以满口痰涎黏腻，舌苔白厚为段。究痰浊何以蒙蔽，不外津液停滞壅塞在肺，由肺静脉传达于心，随动脉之流行，传达于脑。神机堵塞，灵性失常，此痰迷心窍之说，所由来也。本方二则，皆以橘红、半夏为主。橘红以行其滞，半夏以降其逆，加竹沥以活其痰，颇有方意。第二方加生姜以和其胃，用意尤为周到。二方药品功用皆同，不必分条解释，故说明其大意如此。又：橘红、半夏，第一方用量太多，似当从第二方较妥。鲜姜易用姜汁二滴，则方意尤醇。服药后，应立时蒙被发汗。

【审查意见】此乃《伤寒论》中感冒症，有汗不解之治法。古时医者，以无汗为伤寒，有汗乃谓之中风。此种中风，与脑出血之症，天渊迥别。后世医者，于脑出血症，谓之真中风；脑贫血、脑充血、脑受血压之症，皆谓之类中风。与感冒有汗之中风，亦不同也。爰辨证如此。

6. 偏头痛

（1）偏头痛第一方

治法：玉竹一两，熟地一两，山萸四分，元参三钱，山药三钱，麦冬二钱，当归三钱，川芎三钱，五味子一钱，水煎温服。

【审查意见】血虚阴亏者，可用。胃呆者忌服。用量随症制宜。

（2）偏头痛第二方

治法：荜茇五分，广木香五分，研极细末，收贮瓶内。

左疼吸入右鼻，右疼吸入左鼻。

【审查意见】轻者有效，重者只能暂时轻快，不能根治。

（3）偏头痛第三方

以荞面与老陈醋和匀，制成饼子数个，用火烤热，贴于患处，数次即愈。

【审查意见】醋有刺激收敛及窜透作用，能使充血减弱，神经镇静。凡头痛而神经兴奋，动脉充血者，此方可用。

（4）偏头痛第四方

治法：烧酒一大盅，燃烧，以指蘸酒，左痛洗左，右痛洗右。

（5）偏头痛第五方

治法：白萝卜汁加冰片，滴入鼻中少许。

【审查意见】此方辛香，滴入鼻中，由其刺激作用，能唤起神经之反射机能。头痛虽可减轻，但不能根本疗治。

（6）偏头痛第六方

治法：赤小豆一两，苦丁香一两，研细末，吸入鼻孔。

【审查意见】与前方药理，大致相同。

（7）偏头痛第七方

治法：香白芷一钱，川芎一钱，细辛五分，水煎服。

【审查意见】轻度头痛，无热候者可用。

（8）偏头痛第八方

治法：川芎一钱，薄荷钱半，白芷一钱，粉草一钱，茶叶一钱，水煎服。

【审查意见】治头痛，以此较为平妥。

（9）偏头痛第九方

治法：天麻五钱，□红[①]二钱半，川乌二钱半，甘草一

---

① 原文字迹不清，疑为"白芷"。

钱，生姜三片，水煎温服。

【审查意见】天麻、川乌有镇痉麻痹之效，偏头痛之神经兴奋过度者，可用。如发热者，勿用。

(10) 偏头痛第十方

治法：辽细辛、良姜、川芎、白芷各一钱，研末，吸入鼻内。

【审查意见】此方太温燥，鼻内吸入过多，恐有目赤、鼻部出血等症。

(11) 偏头痛第十一方

治法：生绿豆一撮（碎），蜂蜜二两，用开水浸绿豆，滤过，将绿豆水冲下蜂蜜，分数次服。

【审查意见】热症可用。

(12) 偏头痛第十二方

治法：白芷二钱，天麻、荆芥各一钱，水煎服。

【审查意见】无感冒病症即体虚者，不可用。

(13) 偏头痛第十三方

治法：茶叶末，每次用温水冲服二分。

(14) 偏头痛第十四方

治法：黄芩二钱（酒炒），白芷二钱，芥穗钱半（酒炒），防风钱半，水煎服。

【审查意见】外感风寒，血分有热者，可用。

(15) 偏头痛第十五方

治法：苍耳子七颗，布包煨热，贴于患处。

【审查意见】此方有刺激诱导之力，能使头痛减轻。

(16) 偏头痛第十六方

治法：柴胡二钱，条芩三钱，荆芥钱半，薄荷钱半，木通钱半，丹皮二钱，当归三钱，栀子二钱，元参二钱，甘草一钱，竹叶三分为引，水煎服。

【审查意见】体质壮实，不兼其他疾患者，可用。

(17) 偏头痛第十七方

治法：辛夷二钱，木通一钱，细辛五分，当归二钱，蔓荆子二钱，水煎服。

【审查意见】此方升散太过，久病体虚及内热者，均不可用，用量因病制宜。

7. 腰腿痛

(1) 腰腿痛第一方

治法：当归一两，羌活五钱，防风一两，川芎五钱，独活五钱，白芷五钱，僵蚕三钱，赤芍一钱，丹皮五钱，秦艽五钱，木瓜五钱，灵仙五钱，前胡五钱，银花五钱，乳香一两，没药一两，团鱼一斤，黄丹半斤，香油二斤，熬成膏，贴患部。

【审查意见】寒湿郁遏，气血凝滞者，宜用。

(2) 腰腿痛第二方

治法：当归、木瓜、杜仲、补骨脂各四两，羌活、苍术各三两，木耳二两，乳香、没药各一两，桂枝一两，防风二两，共为丸，黄酒送服，每服三钱。

【审查意见】腰痛兼寒者，可用。

(3) 腰腿痛第三方

治法：扫帚子为末，每服三钱，黄酒送下。

【审查意见】腰痛兼小便不利者，可用。

(4) 腰腿痛第四方

治法：当归、官桂、玄胡、小茴香（炒）、杜仲（姜炒）各一两，木香五钱，黑丑一两（半生半炒），为末，每服二钱，空心黄酒送下。

【审查意见】寒湿腰痛，二便不利，体气壮盛者可用。

（5）治寒湿腿痛方

治法：当归一两，荆芥一两，防风一两，苍术、白芷各三钱，乳没、细辛各三钱，研末炒热，敷患处。

【审查意见】此方确有伟效，但非多用不可，每日敷三、五次，每次敷十五分钟。每剂药可用三日，连敷十剂，方可除根。

（6）腰腿痛第五方

治法：艾叶、硫黄，洋布包缝，形如垫子，搭于足心。

【审查意见】效力缓慢，难期速愈，久病宜之。

8. 背痛

治法：陈皮、半夏、茯苓、乌药、枳壳、僵蚕、川芎、白芷、麻黄、桔梗、干姜、紫苏、香附、苍术、羌活、甘草各八钱，熬膏贴用。

9. 四肢痛

（1）四肢疼痛方

治法：用谷糠二升炒热，陈醋一碗，倾入搅匀，摊患处。

【审查意见】此方刺激诱导之功甚佳，急慢性关节筋肉疼痛，均可用之。

（六）时令病

1. 感冒

（1）感冒第一方

治法：荆芥、防风、柴胡、黄芩、半夏各等分，水煎服。

【审查意见】此发汗解热剂，寒多热少，兼呕吐者，可以用之。

（2）感冒第二方

治法：麻黄五分，桂枝钱半，赤苓三钱，葛根钱半，杏仁七粒,甘草一钱,陈皮一钱,煎汤,早晚空心服。

【审查意见】恶寒无汗,喘咳者可用。恶寒轻、发热重者,忌用。

(3) 感冒第三方

治法:用麻黄桂枝汤发表。兼泻,用真人养脏汤,加滑石三钱,姜连一钱。

【审查意见】麻黄桂枝二方,为辛温发汗之峻剂,普通感冒,不可轻用。真人养脏汤,虚汗泄泻可用;有热及有积滞者,在非所宜,用者宜慎。

(4) 感冒第四方

治法:武夷茶一两,红糖一钱,生姜二钱,葱须三个,花椒十粒,水煎服。

【审查意见】此民间发汗方,恶寒无汗者可用。除去花椒,方较纯善。

(5) 感冒第五方

主治:四时内伤,外感风寒,胸膈满闷,头痛发热。

治法:香附二钱,陈皮钱半,紫苏三钱,白芷一钱,神曲二钱,麦芽二钱,甘草钱半,川芎钱半,当归二钱,白芍钱半,芥穗二钱,生姜、葱白引,水煎服。

【审查意见】此方治轻微之感冒症,兼有饮食停滞者最效。如内热重者,可去川芎、当归,加入银花、连翘各三钱,可也。

(6) 感冒第六方

治法:胡桃仁三个,生姜三斤,大枣二枚,葱白三钱,红糖一两,煎汤饮之。

【审查意见】此亦民间通行方,有发汗止呕止咳等效,轻者可用。

（7）感冒第七方

治法：生姜捣碎，和红糖，开水冲服。

（8）感冒第八方

治法：麻黄、荆芥、白芷、苍术、陈皮各一钱半，生草五分，生姜三片，葱白三根，水煎温服。

【审查意见】此亦辛温发汗方，兼寒湿症者，可用。

（9）感冒第九方

治法：糜子一两半，葱白四寸，赤糖一两，现将糜子、葱白煎，赤糖冲服。

【审查意见】糜子不详，"糜"疑为一种地方之简笔字，存疑待考。

（10）感冒第十方

治法：三春柳一把，洗净，泉水煎服。

【审查意见】此药透发之力极强，用量须细斟酌。又：此药透麻疹之力极大，但性温，须与辛凉药合用方妥，治普通感冒症不宜。

（11）感冒第十一方

治法：茶叶三钱，红糖一两，葱白七节、生姜三片，带皮胡桃三个，水三杯，煎一杯，趁热服之。

【审查意见】此发汗解热止咳之方，轻症可用。

（12）感冒第十二方

治法：高粱秆叶鞘七个，白萝卜数片，放砂锅内煮，取汁饮之，发汗。

【审查意见】萝卜辛辣，有刺激性，对于感冒之头疼鼻塞，可以减轻。至于高粱，恐无何种功效。

（13）感冒第十三方

治法：桂枝钱半，杭芍三钱，当归三钱，生口芪三钱，柴胡一钱，赤苓三钱，甘草钱半，生姜三片，水煎服。

二、内科

【审查意见】此方有养血疏肝等效,血虚感冒,自汗出者可用。

(14) 感冒第十四方

治法:藿香二钱,紫苏二钱,茯苓钱半,半夏二钱,橘皮二钱,苍术钱半,朴根二钱,山楂二钱,香薷钱半,香附米二钱,砂仁钱半,泽泻钱半,桔梗钱半,广木香钱半,粉草钱半,共研细末,炼蜜为丸,朱砂为衣,鲜姜汤下。

【审查意见】以暑令寒湿,恶寒身热,无汗、吐泻腹痛等症,此方可用,感冒初起不宜。

(15) 感冒第十五方

治法:柴胡钱半,粉葛根二钱,羌活钱半,白芷钱半,川芎钱半,银花三钱,连翘二钱,川连一钱,石膏三钱,黄芩二钱,栀子二钱,赤苓二钱,木通一钱,泽泻钱半,灯心、竹叶引,水煎服。

【审查意见】寒轻热重者,此方可用。

(16) 感冒第十六方

治法:取白水糖和茶叶,煎服发汗,即愈。

【审查意见】轻度鼻黏膜炎,头痛鼻塞者可用。

(17) 感冒第十七方

治法:成熟之谷穗,取下米粒炒干。每用五钱上下,水煎服之,当即出汗而愈。

【审查意见】此方与啜稀粥相同,轻者有效。

(18) 感冒第十八方

治法:冰糖一两,煎服发汗。

【审查意见】冰糖并无发汗作用,非热饮不能促汗。似此,但以热汤饮之亦可,非必煎服冰糖也。但饮冰糖或热汤,均于轻症,或可有效,病稍复杂,则无效矣。

（19）风寒头痛方

治法：薄荷一钱，葱白三节，生姜三片，白糖一两，茶叶少许，水煎服。

【审查意见】轻度感冒，微发寒热者，可用。因加入薄荷，方法较醇。

（20）感冒第二十方

治法：羌活二钱，陈皮二钱，藿香钱半，生地二钱，柴胡一钱，白芷一钱，甘草五分，水煎服。

【审查意见】此辛温发汗方，寒重热轻者相宜。生地宜去。

（21）感冒第二十一方

治法：黄连、花椒各一钱，研细末，吸鼻内。

【审查意见】症轻者，或可藉其刺激消炎之力，逐渐减轻。重者无效。

（22）感冒第二十二方

治法：川芎一钱，蔓荆子二钱，水煎服。

【审查意见】川芎为感冒性头痛习用之药，与富有挥散性之蔓荆子合用，对于风寒头疼症状单纯者，当能有效。

（23）感冒第二十三方

治法：羌活钱半，防风钱半，黄芩钱半，甘草五分，水煎服。

【审查意见】恶寒发热，无汗口渴者，可用。

（24）感冒第二十四方

治法：苍耳三钱炒，蔓荆子钱半，水煎服。

【审查意见】体温高升者，忌用。

（25）感冒第二十五方

治法：柴胡、炒黄芩、紫苏、薄荷、炒杏仁、麻黄、甘草，水煎，温服。

【审查意见】恶寒发热,寒多热少者,可以酌用。

(26) 感冒第二十六方

治法:防风、荆芥、薄荷、桑叶、竹叶、连翘、栀子、橘红、桔梗、枳壳、甘草、葱白,水煎服。

【审查意见】表证未解者,可用。

2. 伤寒

(1) 伤寒第一方

治法:麻黄钱半,桂枝三钱,杏仁七十粒,甘草一钱,白水煎服。

【审查意见】此伤寒论麻黄汤原方,为辛温发汗之峻剂。体弱者慎之,热多寒少者忌用,汗多者亦勿用。

(2) 伤寒第二方

治法:党参四钱,附子三钱,干姜二钱,熟地八钱,炙草一钱,当归钱半,白芍钱半,桂枝钱半,炙芪三钱,姜枣(为引)。

【审查意见】按:此方治风寒中至三阴,理当有效。但嫌熟地分量太重,恐有滞胸之弊。

(3) 伤寒第三方

主治:风寒客于三阳,恶寒壮热,头痛身疼,一切表证未解者。

治法:羌活二钱,防风二钱,柴胡钱半,葛根钱半,川芎钱半,细辛五分,生地三钱,党参三钱,砂仁二钱,炙草一钱,当归钱半。

【审查意见】按:此方用羌活、柴胡、细辛一派表药发汗。然病人体质平素伤阴,必须加滋阴之品,方能发汗。故用归、芎、生地凉血生血,兼以行血。但此等纯走血分,对于化生津液,尚有欠缺,加参一味,以助津液,而又有扶气之功,三阳之邪,庶可解矣。

3. 温病

（1）湿温方

治法：茵陈五分，泽泻二钱，猪苓二钱，苍术二钱，茯苓四钱，桂枝二钱，水煎服。

【审查意见】泄泻、溺闭、舌苔白腻者可用。随症再加藿、朴、枳、橘等品为妥。热重者，不可服用。

（七）传染病

属于传染病之验方，计有霍乱、丹毒、癫病、痧症麻疹、疟疾、黄疸等七种。别有数方，不标独立病名，单称瘟疫、时症云者，因不便划分门类，另立杂集一组，殿诸篇末，兹分述之。

1. 霍乱

真性霍乱之病原，为霍乱菌，有传染性。其症初起，类多吐泻，而不腹痛，亦有不吐不泻者。吐泻既多，皮肤苍白迟缓，粪便呈米泔色。剧者，颧突目陷，音声嘶嗄，四肢厥冷，腓肠肌痉挛。症候至此，危险已极，如再兼小便点滴不通者，多致不救。

急性胃肠黏膜炎，往往发作与真性霍乱类似之症候。但其发病原因，多由饮食失节而来，并无传染性质。且患者尤多腹痛，粪便亦非乳白色，其余诸症，亦不如真性霍乱之剧烈。

此外亦有因水银、铜等矿物或蟹、虾、菌类等动植物之中毒，以致肠黏膜发炎，上吐下泻者。

以上三种之症候，皆大同小异，而其原因则迥不侔。原因既殊，疗法自当有别。若仍一概而论，必多偾事，愿临症者其慎诸。

（1）霍乱腹痛两腿转筋方

治法：藿香、苍术各二钱，泽泻、木通各一钱，神麦、

二、内科

陈茶叶各三钱，老葱连根两条，水三杯煎服。

【审查意见】此方治湿寒或饮食失节之泄泻，腹痛，呕吐，小便不利，食欲不振等症，有通阳、燥湿、化食、利水、止泻等效。药症的对，当可奏功。如系真性霍乱，宜慎用之。

（2）霍乱转筋第二方

治法：芥菜籽研末，填脐内。

【审查意见】芥子富含刺激性之挥发油，填于脐内，确能减轻胃肠疼痛及呕吐等症。但用时不宜太久（约数十分为限），因其刺激皮肤，易致发泡，发泡后尤多化脓之故耳。

（3）霍乱转筋第三方

治法：藿香二钱，大腹皮二钱，苏梗钱半，香附二钱，元胡三钱，木瓜三钱，水煎服。

【审查意见】轻度霍乱，吐、泻都不剧甚者，可用。

（4）霍乱转筋第四方

治法：紫苏叶二钱，食盐一钱，乌梅一钱，木瓜四钱，吴茱萸五分，茴香五分，水煎服。

【审查意见】霍乱病，吐泻转筋，不兼热症者，可用。

（5）霍乱第五方

治法：盐一酒盅，炒之，以阴阳水冲服。

【审查意见】此通行方，轻度吐泻腹痛等，用之屡效。

（6）霍乱第六方

治法：广藿香三钱，贡檀香二钱，南沉香一钱，水煎服。

【审查意见】吐泻、腹痛、苔白腻、脉沉滞者，可用。

（7）霍乱第七方

治法：陈米醋一勺，先令病人仰卧，次用中指将病人肚皮压一小窝，用醋注满，立时醋起沸泡，再换再注，重者三次即愈。

【审查意见】醋之主要成分为醋酸，有消炎、镇痛、退肿、收敛等功效。腹痛患者，内服或外用，均可奏效，但于真性霍乱之强烈吐泻，则嫌力弱。

(8) 霍乱第八方

治法：烟油、沙药，盐水送下。

【审查意见】烟油大抵即烟管中之烟脂，据最近日人近松博士之实验，发现烟脂为致癌肿之主因云云。本方与沙药合用，以治霍乱，未识真义何在。

(9) 干霍乱方

治法：白矾三钱，研细。阴阳水冲服，小口慢饮，毒少者，不吐即愈；毒多者，少吐即愈。

【审查意见】此亦通行验方，如患者胸闷气促，嗢嗢欲吐，腹部胀痛者，虽服药后，不自作吐，亦宜设法使吐，吐则病势轻松也。倘患者不吐不泻但腹痛者，白矾有收敛止痛之效，依方服用，即可奏效，不必令其必吐也。

(10) 霍乱第十方

治法：食盐一二钱，炒黄，空心开水饮下。

【审查意见】此亦通行治霍乱之专方。食盐具杀菌之力，轻度霍乱，往往奏效。即在重症患者（霍乱）以之充作饮冷，亦殊有益。

(11) 寒霍乱方

治法：紫油桂三钱，捣为细末，生姜水冲服。

【审查意见】桂姜能强心止痛，霍乱而至体温下降、脉搏微弱者，可以用之。

(12) 肚痛霍乱方

治法：胡椒七粒，绿豆七粒，研末，冷水冲。

【审查意见】腹痛微弱，且无热喉者，可用。冷水宜注意清洁。

(13) 霍乱第十三方

治法：元胡钱半，莱菔子钱半，白芥子五分，三棱五分，莪术五分，乌药二钱，青皮二钱，香附二钱，枳实二钱，吴茱萸五分，木香五分，水煎服。

【审查意见】积滞在里，腹部胀痛，气体壮实者，可以用之。

(14) 湿霍乱方

治法：藿香四钱，半夏三钱，以上二味用醋炒，水煎服。

【审查意见】此方有宽胸化痰，止呕燥湿之力。霍乱而苔腻、胸痞、恶心、呕吐者，可用。

(15) 霍乱第十五方

治法：用新汲井水一杯，百沸水一杯（即熟开水），混合服之。

【审查意见】此方即生熟汤，一名阴阳水。对于轻度之炎症性呕吐，往往奏效。但新汲开水，最宜注意消毒，如有霍乱病菌混入，为祸至甚。

(16) 霍乱第十六方

治法：绿豆面，用冷水调服，二三次即愈。

【审查意见】绿豆、冷水，能清热止呕。轻症霍乱，可以服用。惟二物均须注意清洁。绿豆用量，亦宜斟酌。

(17) 霍乱第十七方

治法：陈皮钱半，厚朴钱半，泡姜五分，水煎服。

【审查意见】慢性胃肠病，有吐泻、腹胀、苔白而润等症，可用。

(18) 霍乱第十八方

治法：生姜一钱，伏龙肝一两，水煎服。

【审查意见】止呕吐及胃痛有效,生姜用量须酌。

(19) 霍乱第十九方

治法:陈皮、藿香各五钱,用土澄清,水二杯,煎一杯,服之。

【审查意见】陈皮、藿香功能开胸止呕。用土澄清,殆仿地浆之义,以之施治霍乱而无大热症候者,尚妥。

(20) 霍乱第二十方

治法:钩藤二钱,薄荷二钱,藿香钱半,麦冬二钱,甘草一钱,灯心五分,车前子一钱半(包),朱砂五分研末、生绿豆十四粒(研)。伏龙肝五六钱,开水溶化澄清,除去泥土,用水将药煎成。冲服朱砂、绿豆末。

【审查意见】此方清热利尿,止吐止泻,轻度霍乱症可以用之。钩藤不用亦可。

(21) 霍乱第二十一方

治法:明矾五钱,郁金五钱,巴豆霜四钱,乳香钱半(去油),没药钱半(去油),木香钱半,牙皂钱半,胆南星二钱,紫苏三钱,牛黄二分,麝香二分,琥珀二分,共研细末,用陈米醋为丸,如绿豆大,朱砂为衣。每日不论早晚,只服一次,每次四五粒,用阴阳水送下。

【审查意见】此治寒积腹痛之验方。吐泻霍乱,未便施用。

(22) 干霍乱第二方

治法:炒盐、热童便,不拘分量,用童便将盐冲服。

【审查意见】此亦通行验方,童便煎热,冲送炒盐,最易引起呕吐,治干霍乱之欲吐不吐者,甚宜。但童便须择健康无病之小儿为妥,食盐用量,以一二钱为准。

(23) 霍乱第二十三方

治法:食盐一钱,生姜一钱(切片),同炒变色,水煎服。

【审查意见】胃痛呕吐可用，胃寒者尤宜。

（24）霍乱第二十四方

治法：香油一盅，用铁勺烘沸，将长头发五六根，炸焦弃去，每服半盅。

【审查意见】霍乱患者，最忌油腻，此历代医家之通论。此方主用香油，不解何义，存疑以待。

2. 丹毒

近代所称丹毒，与古人丹毒名义，迥不相同。而流俗所独之大头瘟，则与之颇多近似。晚近学者，皆谓丹毒即大头瘟者，职是故耳。斯篇亦本此旨，凡称大头瘟之验方，概列于此，阅者察之。

（1）大头瘟方

治法：靛花三钱，酒一盅、鸡子清一个，搅匀，食后服。

【审查意见】靛花不经煎煮，最宜注重清洁消毒。鸡子清一个，如感服用不便，再加经沸温水亦可。本症不可用酒，恐使炎症增进耳。

（2）丹毒第二方

治法：川吴萸一两，为末，醋糊，涂两足心，一昼夜去之。

【审查意见】醋及吴萸有刺激性，外用可以吊炎。轻度丹毒患者，或可奏效。

编者按：本症宜注重清热活血，解毒，通大便。征集各方，皆觉其力太轻。

3. 癫病

（1）癫疯经验方

治法：大枫子仁一斤，甘草四两，龙胆草四两，苦参四两，干姜四两，共研极细末，和匀，作小片，每片重三厘。日服三次，每二片，渐加至每次十片，半年有效，一年痊愈。

【审查意见】大枫子为治癞之良剂，唯其用量过多，往往妨碍消化机能。此方逐次增加，且与健胃药合用，庶无此等流弊，而增强其治疗作用。依法配用，必能奏效。

4. 痧症（按：本症名称，系世俗定名，其症候实不单痧症

（1）治痧斑方

治法：蛆虫壳一二十枚，炒黄研末，黄酒冲服。

【审查意见】用蛆虫壳治斑疹，前例殊未之明，其义亦不可解。黄酒有刺激性，宜戒忌之，不可妄用。

（2）痧症外治方

治法：病者痴聋狂言，偏身红紫斑点，用利刀平刮肺俞、膏肓、华盖等穴。各处刮二三刀，施刀宜轻，皮破血出为度，再以火罐拔之，血出，然后投以凉血之剂。

【审查意见】此与流俗之放痧法，用意颇近。但施术时，对于术者手指、器具（刀）及患部须严密消毒，免生其他疾患。

5. 麻疹

（1）麻疹第一方

治法：荆芥钱半，泽兰二钱，桃仁钱半，元参三钱，防风钱半，桔梗钱半，赤芍二钱，黄芩二钱，丹皮二钱，郁金钱半，水煎服。

【审查意见】有表证者可用；否则忌之。

（2）麻疹第二方

治法：桔梗、葛根、柴胡、黄芩、赤芍、元参、银花、连翘、牛蒡子、栀子、甘草、僵蚕、蝉蜕，水煎服。

【审查意见】此方有清热、解表、透发斑疹之力，如果

二、内科

发热恶寒，斑疹不能透发者，可用。升麻、柴胡、葛根，总觉不甚相宜，宜去之。

（3）麻疹第三方

治法：荆芥二钱，防风二钱，僵蚕二钱，蝉蜕钱半，纯尾二钱，葛根二钱，天花粉二钱，茹草钱半，六曲二钱炒，枳壳二钱，朴根二钱，竹叶引。

【审查意见】方意与前方大致相同，用量临时斟酌。纯尾不详何药，疑是归尾之讹。茹草为柴胡之别名。

6. 疟疾

（1）疟疾第一方

治法：白人言一钱，雄黄三钱，黑大豆一两。

【审查意见】此截疟方，与用六零六治疟之意，殆相一致。但疟初起及无痰食等症，切不可用，用量尤宜慎酌。又：方后未注明治法、服法及用量，似宜研末作丸，于疟疾发作前二小时，开水冲服五厘至一分。小儿酌减，每日一次。

（2）疟疾第二方

治法：黑豆七个，朱砂二钱，研末，温开水送下。

【审查意见】此亦止疟单方，病轻者，或可有效。

（3）疟疾第三方

治法：常山三钱，草果二钱，槟榔二钱，乌梅三枚，良姜二钱，青皮一钱，粉草五分，生姜三片，大枣五枚，水煎，空心服。

【审查意见】此亦截疟方，发热重者忌用；痰涎积滞过多者，须与消导之药，合用方可。须疟发五次以后，方可用之，如早用防疟止后，转成他病，不可不知。

（4）疟疾第四方

治法：常田、王片各五钱，东楂四钱，乌梅四分，黑豆

（病者一岁一粒），冰糖一两，分二次煎用。头煎六钱，二煎四钱，引：小茶一钱。

【审查意见】常田、王片、小茶三药不解，余药有止疟消食之功。

（5）疟疾第五方

治法：何首乌三钱，柴胡二钱，草果仁二钱半，黄芩钱半，青皮一钱，威灵仙钱半，酒知母二钱，甘草一钱，姜引煎服。

【审查意见】疟疾积滞已去，寒热不止者，可以服用。

（6）疟疾第六方

治法：常山一钱，煮黑豆一合，去常山，食黑豆。

【审查意见】常山为截疟良剂，凡疟发作二三度后，以及积滞已去者，可照服之。

（7）疟疾第七方

治法：何首乌二钱，党参三钱半，当归二钱，炙草一钱，柴胡一钱，青皮钱半，苍术二钱，槟榔一钱，常山一钱，陈皮一钱，水煎成，露一宿，兑酒一大杯，热服。

【审查意见】露一宿，须防蚊蝇接触，并有杂质混入。

（8）疟疾第八方

治法：常山二钱，草果二钱，良姜钱半，槟榔钱半，青皮钱半，桂枝一钱，甘草一钱，葱白一寸，生姜三片，水煎服。

【审查意见】寒多热少者可用。

（9）疟疾第九方

治法：绿豆一两，人言一钱，杏仁五钱，共为细末，贮瓶中。每服一分至二分，冷水冲下，呕吐黄水即愈。病未发前一钟空腹用，孕妇忌。

(10) 疟疾第十方

治法：枳壳二钱，厚朴二钱，陈皮钱半，砂仁一钱，法夏三钱，焦楂二钱，神曲二钱，谷芽一钱，麦芽一钱，生姜三片，水煎，空心服。

【审查意见】疟疾初起，多兼胸闷、胃呆、苔腻等症，此方可以服用，服后胸闷等症虽去，而寒热尚不止者，再予截疟之药，自可收功。

(11) 疟疾第十一方

治法：柴胡八钱，条芩四钱，干姜二钱，知母三钱，大白三钱，常山四钱（酒炒），白芍三钱，甘草一钱，酒引。头痛，加白芷二钱；骨疼，加川芎、秦艽各二钱；呕逆，加半夏、藿香、竹茹各三钱；口渴，加花粉、麦冬各四钱；有食，加枳实、川朴各钱半；虚汗，加乌梅二钱；虚弱，加党参、炙芪各三钱，再针内关穴更妙。

【审查意见】无积滞者，可以用之，用量须因症制宜，大白不详何药，疑是槟榔。

7. 痢疾

(1) 痢疾第一方

治法：槟榔三钱，枳实一钱，厚朴一钱，陈皮一钱，山楂二钱，红麦三钱，泽泻一钱，滑石粉一钱，灯心三钱，车前草一钱（炒研），甘草一钱，同煎。另以广木香六分，白酒磨汁，冲服。

【审查意见】痢疾初起，无寒热者，此方可用。

(2) 久痢方

治法：党参二钱，白术二钱，肉蔻二钱，吴萸一钱，诃子肉二钱，肉桂八分，当归八分，米壳钱半，木香一钱，炙草一钱。

【审查意见】此局方"真人养脏汤"之原方。久痢虚寒者，用之可以止涩，或兼饮食停滞，或有其他疾患者，未可漫施。米壳即罂粟壳。

（3）痢疾第三方

治法：当归一两，白芍一两，枳壳二钱，莱菔子一钱，山楂一钱，木香五分，水煎服。

【审查意见】调气和血，消导积滞，普通痢疾，用之甚宜。

（4）痢疾第四方

治法：藕粉二两，红痢加白糖一两，白痢加红糖一两，开水冲服。

【审查意见】藕、糖有清热润肠，缓解疼痛之效，轻度痢疾。可以施与，但此方太平淡，非治痢专剂。

（5）痢疾第五方

治法：木香一钱，川连一钱，干姜五分，黄芩三钱，白芍三钱，当归三钱。可加连翘、大黄、槟榔，不可加甘草。

【审查意见】急性痢疾，有热候者可用。再兼停滞过多，腹痛强剧者，可加大黄、槟榔。

（6）痢疾第六方

治法：生龙骨一两，水煎服。

【审查意见】慢性痢疾，宜止涩者，可以用之。

（7）痢疾第七方

治法：七个乌梅，七个枣，七个葱叶，七节草，灯心一捻，酒同煎。赤白痢当下好。将上开乌梅、红枣、葱叶、甘草各如数，并灯心一捻，煎好后，加黄酒一杯，使沸，然后冲糖（赤痢加白糖，白痢加红糖，赤白痢即红白糖参半）作茶服用，一二次可愈。

【审查意见】此止痢方，乌梅酸饮，红枣甘壅，黄酒性热，痢疾多系热性病，初起绝不可用。惟久痢缠绵不愈者，可用。

（8）痢疾第八方

主治：久痢，中气虚弱，而肠滑者。

药品：乌梅七个，大枣七个，葱叶八分，炙甘草三钱，灯心五分。

服法：水一碗，煎八分，加黄酒一杯，再煎一二沸，然后冲入红糖（如赤痢加红糖一钱，如白痢加白糖一钱）。

【订正意见】此"养藏汤"变法。功专收敛固涩，无甚深意。有效与否，殊不敢说必，故存之，以备参考。惟白糖滞腻，终嫌不妥，虽白痢仍以用红糖为是。

（9）痢疾第九方

治法：东楂二两炒焦，红痢加白糖一两，白痢加红糖一两，红白痢加红白糖各一两，煎汤服。

【审查意见】此通行验方，轻度痢疾，往往奏效。重症患者，或更兼其他疾患者，用之无效。楂、糖用量，均须斟酌。

（10）痢疾第十方

治法：高粱花五钱，开水冲服。

【审查意见】此民间单方，未审效否。

（11）痢疾第十一方

治法：枳壳二钱，厚朴三钱，槟榔二钱，木香钱半，热加黄连，寒加炮姜，水煎服。

【审查意见】寒热属于表证者，宜加解表药，如银花、连翘、薄荷等。

（12）痢疾第十二方

治法：细茶叶二钱，核桃仁二枚，生姜三钱，红糖三钱，水煎服。

【审查意见】此收敛剂，痢疾宜止涩者，可用。

(13) 痢疾第十三方

治法：黄芩三钱，茯苓五钱，紫参三钱，甘草一钱，诃黎勒二钱，花粉三钱，地榆三钱。

【审查意见】急性痢疾，发热口渴者可用。腹有积滞者，宜去诃黎勒，再加消导之药。

(14) 痢疾第十四方

治法：用草麦米搁黄，研米，每早空心用一钱，米沫为引。

【审查意见】草麦米不知何物，无从勘审。

(15) 噤口痢

治法：木香一钱，黄连一钱，炒吴萸一钱，莱菔子钱半，云苓五钱，木通一钱，山楂二钱，砂仁四个，莲子五钱，车前子二钱（包）、酒白芍五钱，酒神曲五钱，当归三钱，核桃二钱，水煎服。

【审查意见】此方行气化滞，系痢门通套之方，治噤口痢不切。

(16) 痢疾第十六方

治法：乌梅七个，米壳三钱，灯心一撮，陈枣七个，红痢用白糖为引，白痢用红糖为引，水煎服。

【审查意见】痢疾经医诊断，宜止涩者，此方有收敛力，可以用之。

(17) 痢疾第十七方

治法：全当归二两，贡芍八钱，槟榔三钱，水煎服。

【审查意见】当归活血滑肠，芍药缓解腹痛，槟榔制止后重，痢疾用之，的是良方。用量随症制宜。如再加入木香合用，收效尤确。

(18) 痢疾第十八方

治法：当归一钱，白芍一两，莱菔子三钱，滑石二钱，广木香钱半，枳壳二钱，玉片二钱，乌枝三枚，水煎服。

【审查意见】古"芍药汤"加减，为普通痢疾习用之方。方中玉片、乌枝，不详何药。乌枝疑是乌梅之讹。

（19）痢疾第十九方

治法：焦山楂一两，黑白糖一两，水煎服。

（20）痢疾第二十方

治法：红糖一两，白糖一两，用水八茶碗，煎至一碗服之。

【审查意见】轻者或可有效，重者宜延医诊治，无须试用，以免贻误。

（21）痢疾第二十一方

治法：喝猪油一二口。

【审查意见】此方取其滑润利肠，但恐腻滞，绝不可用。

（22）痢疾第二十二方

治法：白木耳一两，白痢加白糖一两，红痢加红糖一两，净水煎服。

【审查意见】木耳有活血润肠之力，轻度痢疾，当可生效。用红白糖标准，与普通方法不同，但并无害。

（23）痢疾第二十三方

治法：罂粟壳七个，红枣七个，乌梅七个，甘草七寸，灯心七根，用烧酒煎，温服。

（24）痢疾第二十四方

治法：苍术、茯苓、炒地榆、炒吴萸各二钱，甘草一钱，炒黑豆一酒盅，水煎服。

【审查意见】久痢宜止涩者，可用。

（25）痢疾第二十五方

治法：当归、白芍各三钱，川芎、黄连各一钱，白黑糖、武夷茶各三钱，姜引，水煎服。

【审查意见】痢疾无积滞者,可用。

(26) 痢疾第二十六方

治法:黑山楂一两,地榆炭三钱,川黄连一钱,条芩三钱,甲珠一钱,槟榔三钱,生甘草一钱,赤白糖引,水煎服。

【审查意见】急性痢疾可用。

(27) 痢疾第二十七方

治法:白萝卜捣汁半杯、生姜捣汁一盅,二味调匀,用笼蒸之,白痢用红糖,红痢用白糖引。

【审查意见】轻度痢疾,而有消化不良者,可用。

(28) 痢疾第二十八方

治法:黄连、木香、白芍、槟榔、山楂、乌梅、苍术、甘草各等份,灯心、竹叶为引。

【审查意见】痢疾不兼表证,积滞不多者,此方能止涩之。

(29) 痢疾第二十九方

治法:当归身四钱(土炒),川黄连钱半(土炒),广木香一钱(草纸包煨),为丸。每早晚各服二钱,开水送下。

【审查意见】慢性痢疾,或痢疾轻微者,可以服用。

(30) 痢疾第三十方

治法:黄连钱半,阿胶三钱,当归四钱,杭芍二钱,陈皮钱半,茯苓三钱,防风二钱,鲜姜引,水煎服。

【审查意见】痢疾兼感风寒症,势轻微者,此方可用。如表证剧重,更宜再加解表之药。

(31) 痢疾第三十一方

治法:延胡索三钱(醋炒),白痢用红蜜,红痢用白蜜,滚汤冲服。

【审查意见】延胡含有普罗陶品等四种膺碱,有行血镇

二、内科

痛之功。蜂蜜可以滑润肠管。合而用之，对于初起痢疾，不兼其他疾患者，甚为相宜。

（32）痢疾第三十二方

治法：陈曲炒黄，为末，每服一钱，黄酒送下。

【审查意见】慢性痢疾，或可服用。急性者勿用，因黄酒助长肠炎故也。

（33）痢疾还阳丹

治法：广木香五钱，广藿香一两，枳实一两，槟榔五钱，香薷五钱，扁豆两半，厚朴八钱，油桂五钱，鸡内金一两，土苍术四钱，木耳二两，黄柏五钱，知母五钱，三和茶二两，红白糖二两，研末为丸，大人每用二钱，小儿一钱。

【审查意见】此治泄泻之方，痢疾初起，先作泄泻者，可用。

（34）红白痢方

治法：金银花三钱，红痢用赤糖三钱，白痢用白糖二钱，水煎服。

【审查意见】银花清热，赤糖行滞，为治痢之便方，病轻者或可奏效，重者勿用。

（35）痢疾第三十五方

治法：全归二两，生白芍二两，枳壳二钱，槟榔二钱，西滑石三钱，木香八分，莱菔子钱半，甘草一钱，水煎服。

【审查意见】用量随时酌定，方尚可用。去甘草尤佳。

（36）痢疾第三十六方

治法：木瓜一两，研末，蜂蜜拌匀食之。

【审查意见】久痢宜止涩者，可用。痢疾初起，不可轻试。

（37）痢疾第三十七方

治法：黄蜡、黄丹各一钱，共化一处为丸，如绿豆大，每服二丸，赤痢甘草汤下，白痢干姜汤下。

【审查意见】黄丹多施治疮疡，内服殊不多见，宜慎重之。黄蜡有固涩性，久痢虚脱者，可单服黄蜡一味，有效。

（38）痢疾第三十八方

治法：兴素花七个，结连子七个，酸梅七个，红枣七个，红糖七钱，生姜七片，灯心七寸，水三盅，煎一盅，夜服。

【审查意见】兴素、结连均不详为何物。其余各药，慢性痢疾，或可一用。

（39）痢疾第三十九方

治法：石榴皮三钱，小儿减半，水煎服。

【审查意见】此收敛剂，急性痢疾忌用。

（40）治痢疾方

治法：用大青盐或海盐半两，酌和以红糖及山楂，水煎服之即愈。

【审查意见】盐能治肠胃气结，山楂能行气、消积、散瘀，糖能调中和血，三物皆食品，用于普通痢疾，有益无损。初起急性痢疾，及噤口重症，不可漫用。

（41）治赤痢方

药品：大青盐钱半，红糖钱半，山楂肉三钱。

服法：以青盐与楂肉和丸，红糖水送下，做一次服完。

【审查意见】盐味过重，必致妨胃，减轻用量，和楂肉为丸，则不碍胃。红糖和山楂，此本治痢之便方，极有效验，复加多量之盐，收缩血管，以清肠壁发炎之处，方法颇可研究。惟不可恃以重任耳。

（42）痢疾第四十二方

治法：生石膏、黄芩、白前、杏仁、桔梗、厚朴、甘草，水煎服，后重者，加大黄。

【审查意见】热痢或可一用，但非治痢之专方。用者察之。

(43) 痢疾第四十三方

治法：水萝卜缨，水煎为汁，再和好醋半碗，煮鸡蛋，热食之。

【审查意见】此民间通行验方，轻者可用，重者无效。

(44) 痢疾第四十四方

治法：清茶、白糖各二钱，煎水冲开，温服。

【审查意见】以上二方均平和，轻病患者，或可一试。

(45) 痢疾第四十五方

治法：黄连、黄芩、黄柏、栀子、杏仁、槟榔、当归、地榆、赤芍、荆芥、生地、青蒿、甘草，水煎服。

【审查意见】急性痢疾，壮热烦渴，里急后重者，此方可用。用量宜临时酌定。

(46) 痢疾第四十六方

治法：川连六分，山楂三钱，酒芩、厚朴、归身、白芍各钱半，甘草五分，桃仁、青皮、红花各八分，枳壳、地榆各一钱，槟榔钱二分，白痢加木香六分，水三杯，煎服。

【审查意见】初起痢疾，别无兼症者，可以服用。

(47) 休息痢方

先服"补中益气汤"，后服"四神丸"加鹿茸。

【审查意见】久痢不愈，兼见虚汗症象者，此方可用。

(48) 涤痢汤

治法：条芩五钱，生地四钱，大白三钱，木香一钱，当归四钱，白芍四钱，枳壳二钱，甘草一钱。

痢多由湿热所致，此方多清热之品，是以能清其源。亦不论初痢久痢，轻者一剂，重者二三剂。不欲食，加枳实、萝卜籽各二钱；火重，加川连钱半；泄泻，去当归、白芍，加车前子、猪苓各四钱,姜枣引。

【审查意见】痢疾率由积滞瘀热而成,故治以调气行血为主。此方芩、地太重,宜减轻之。普通痢疾初起,无感冒性者用之,当可奏效,久痢慎用。

(49) 涤痢汤

主治:里急后重,腹痛,红白滞下,苔厚腻,脉弦滞者。

治法:广木香钱半,归尾三钱,条芩钱半,槟榔三钱,赤芍二钱,枳壳钱半,赤苓三钱,连翘三钱,水煎,空心食前服。上药一帖,煎水二碗,每隔三小时,服一碗。日服一剂。

加减法:兼泄泻,加车前子三钱,猪苓钱半;兼有恶寒、发热之表证者,加防风三钱,豆豉三钱,葱白一钱;火热重,心烦口渴,肛门热痛,加川连八分,大黄钱半;脘闷腹痞,加枳实、莱菔子各二钱,去枳壳。

【审查意见】痢疾多有因热而蹙起,致肠有发炎红赤之处,治宜清热活血为首要。然亦有兼表、兼里之不同,选药处方,必视其兼症夹症,因其急而治之。仲景所谓表急救表,里急救里是也。

(50) 痢疾第五十方

治法:金银花一两,砂锅炒黄,水煎,分二次温服。

【审查意见】金银花有鞣酸及含氮物等成分,内服清热,尤具奇效。对于轻度痢疾,当能生效。

(51) 痢疾第五十一方

治法:焦山楂二钱,川厚朴钱半,炒麦芽钱半,白术钱半,枳壳钱半,台参钱半,陈仓米一撮,黄连八分,砂仁一钱,猪苓钱半,草梢七分,灯心,竹叶,水煎服。

【审查意见】慢性痢疾体虚者可用;初起及有热者忌服。

二、内科

（52）痢疾第五十二方

治法：鸦胆子四十九粒，分作七包，开水煎服。

【审查意见】此亦通行验方，久痢及轻痢可用。

（53）痢疾第五十三方

治法：焦山楂、陈曲、麦芽、槟榔、生姜、红白糖各等分，水煎服。

（54）痢疾第五十四方

治法：红茶、红糖各二两，煎水冲开，温服。

【审查意见】痢无积滞，及其他兼症者，用此可以收敛。

（55）痢疾第五十五方

治法：砂糖、生姜各一两，乌梅十个，共捣末，滚汤调匀，频服。

【审查意见】久痢无积滞者可用。

（56）寒火红白痢疾方

治法：乌梅二钱，罂粟壳三钱（蜜炙），黄连一钱五分（酒炙），煎服。

【审查意见】按：乌梅，性平味酸，能清热止痢。罂粟壳，性温味酸涩，止泻痢而收脱肛。黄连，性寒味苦，清火治痢。此方收涩力大，久痢而伏热者宜之。若痢疾初作，有邪滞者，似乎不宜，恐其将邪滞而不通，腹愈痛，次数增多。不若芍药汤去黄连加川厚朴、广木香、广陈皮、桃仁、茯苓、泽泻之类，以和血调气，快脾利湿之味为善。

（57）痢疾第五十七方

治法：姜三片，艾叶七个，水煎，温服。

【审查意见】姜、艾均属热性，果系寒湿泄泻，或能见效。如时行痢疾，必不可服。

（58）白痢方

治法：当归一两，白芍一两，黄连二钱，滑石三钱，枳壳一钱,木香二钱,莱菔子一钱,水煎服。

【审查意见】此方用大量归、芍以和血清热,佐黄连、滑石以清热利水,枳壳、木香以调气,莱菔以去滞,较白头翁汤之独清热邪者,更为完善。

(59)血痢方

治法:用血余炭二钱,藕汁调服。

【审查意见】此亦凉血和血之意,亦可试用,不若上方归芍汤为佳。

(60)治血痢不止方

治法:用苦参根四钱,炒焦,米汤饮。

【审查意见】此药能祛湿热,但效甚微。服法:将药捣末,米汤饮送下。

(61)红白痢第二方

治法:苍术三钱(米泔浸,陈土炒),川乌二钱(面包煨透,去皮),杏仁二钱(去油及尖),生大黄一钱(炒),熟大黄一钱(炒),共为细末,红痢加灯心三十寸,小儿减半;白痢,姜三片,小儿减半;水泻,清米汤送下。大人每服四分,小儿每服二分五厘。

【审查意见】本方治水泻痢疾。古代医家,确有此项记载。据一般医家经验,咸称有效。编者以为苍术、川乌之分量稍多,治内有寒之泻痢,较为相宜。有热者忌用。

8. 黄疸

黄疸大别为传染性黄疸及无传染性黄疸二种。前者虽确能传染而常限局部流行,是亦一种地方性流行病,与一般传染病,未可等视,但其病原体,于一九一四年业经稻田、井户二氏,证实为一种螺旋体,所谓黄疸出血性螺旋体是。无传染性黄疸之种类甚多,如加答儿性黄疸、胆道狭窄及闭塞、胆石、肝脏寄生虫(包虫、箆形二口虫)、门脉循环障

二、内科

碍等,凡足以影响于胆而呈黄疸症状者皆属之。基于以上二点,近代医家遂将本病分别为传染病及消化器病二种。本篇则不问其是否有传染性,尽举此病验方,罗列一处。固知含混之诮,在所难免。然以吾国医学之精神,在于对症发药,似亦不必斤斤于此耳。

(1) 黄疸第一方

治法:茯苓八钱,车前子八钱,茵陈三钱,薏米仁一两,肉桂三钱,川军二钱,水煎服。

【审查意见】茵陈为黄疸要药,治黄疸尤以通利小便为要者,此固古人之明训,要亦临症之惯技。此方茵陈与利尿药合用,自是合理。别加肉桂、川军,有寒症而便实者,可以用之。或黄疸而心脏衰弱,复兼大便秘结者,亦可以用。分量当视患者体质,病情轻重为转移,未可拘定。

编者按:本方用大剂清利之品,以疏通二便,少佐肉桂,以运行之,立方尚有法度。是为专用清利而黄不退者,进一施治之法。

(2) 黄疸第二方

治法:苦丁香三钱,新瓦焙黄研末,吹入鼻内,流清水一二时即愈。

【审查意见】苦丁香即甜瓜蒂。以瓜蒂治黄疸,《千金翼方》已有此种记载,而民间亦甚通行,用后亦往往即可奏效。唯其有效成分,今日只知有"爱拉铁林"① 一种。故其药理作用,未能予以充分说明,殊为遗憾之事。

编者按:原件功集,与本方相同者,共有七方,足证效验卓著,故传之者多。爰附入功效及说明二项,为用本方之保证。

---

① 为喷瓜素 Elaterin 之音译。

功效：吸入后隔二三分钟，即有黄水流出，以黄水流尽，变为白水为度。

说明：此方药虽平淡，而效验神奇。曾亲见数人，病黄疸之时期甚久，诸药不效，经用此法而愈。

（3）黄疸第三方

治法：猪苓、泽泻、木通、茵陈、生军、芒硝各二钱，石膏三钱，黄柏、栀子、黄芩各二钱，黄连钱半，水煎服。

【审查意见】此方注重清热、利尿、通大便，对症者可用。

（4）黄疸第四方

主治：湿热内蕴之黄疸。

药品：茵陈四钱，生石膏三钱，猪苓二钱，山栀二钱，酒芩二钱，泽泻二钱。

加减法：内热重，加黄柏二钱，川连一钱；大便不通，加芒硝三钱，生大黄钱半。

服法：水五碗煎至二碗，分二次空心服。

【审查意见】黄疸病症，以清利血分为主体。凡清血热、化湿浊，利小便，皆为正当治法。其攻下猛烈之法，必不得已，而后用之。

（5）黄疸第五方

治法：苦丁香四钱，甘草八钱，苍术三钱，广木香五分，沉香三钱，土茯苓四钱，水煎，食前服。

【审查意见】瓜蒂内服，能刺激胃内壁，令人呕吐。此方服后，恐亦有此作用。如无用涌吐症候，总以慎重为是。

又：土茯苓为治梅毒专药，治黄疸不切。

（6）黄疸第六方

治法：苦丁香七个（用新瓦在火上炕黄），白丁香七个（用雄的，其形圆而长），并在一处，研成细末，陆续吹入鼻孔，即有黄水流出，其病即愈。

（7）黄疸第七方

治法：苦丁香、白丁香、公丁香，以上三样，各用十枚，共研细末，吹鼻中少许，流黄水，并内服一钱，数次即愈。

【审查意见】白丁香，即雄雀粪之别名，其形头尖挺直。古代医家，虽有男用雌粪、女用雄粪之说，但以实际考之，入药效用，以雄雀粪为佳。有腐蚀性，具消导之作用。合苦丁香之清热利湿，公丁香之行气化浊，治湿热停滞之黄疸症，皆有殊功。惟内服一项，必须慎重，非有可吐之确证者，切勿轻投。

（8）黄疸第八方

药品：苦丁香、白丁香各等分。

制法：研细末，每用少许，吹入鼻内，流出黄水即愈。

加减法：如胸闷气滞者，加公丁香等分，同研。

【审查意见】此清热、利湿、化滞之法，为外治有效之吸入剂。

（9）黄疸第九方

治法：茵陈蒿八分，大黄三钱，黄芩二钱，赤芍二钱，附子钱半，肉桂一钱，阳黄，加栀子二钱；阴黄，加炮姜钱半，均用生姜三片，水煎服。

【审查意见】阴黄、阳黄之病状治法，迥不相同。断无以一方可以笼统加减试用之理。茵陈为治黄疸之主药，仅用八分，何能奏效，谅必系八钱之讹。

（10）茵陈蒿汤

主治：湿热发黄。

组成：茵陈五钱，炒山栀二钱，生大黄二钱。

用法：水三碗，煎八分，温服，日三次，夜一次。

(11) 茵陈四逆汤

主治：寒湿发黄。

组成：茵陈五钱，淡附片一钱，淡干姜一钱，白茯苓三钱。

用法：水三碗，煎浓汁，温服。

【审查意见】阴黄、阳黄二种症状，天渊迥别，绝无一方可以兼治之理，所当辨而明之。再病症发生，如证明其为纯粹湿热之阳黄症，或为纯粹寒湿之阴黄症，是当以医生之诊断治疗为主。非病家检查方书，所能胜任也。

(12) 黄疸第十二方

治法：黑矾一斤，二号砂锅一个，将矾盛入，用陈醋浸之，在炉火上三时许，取出，捣成细末，用枣一斤，去皮成丸。每早凉开水送服二钱，如身弱有呕，每早晚各服一钱。二三日后，便下黑粪，尿渐清，黄亦渐退。

【审查意见】黑矾多充染料，外科间亦用之，内服殊不多用，而李时珍且谓不堪服食云。至以矾类治黄疸，《金匮》有消石矾石散，即已用之，惟矾石与黑矾各不相同，非一物也。此外，《本草纲目》载救急方，用绿矾煅赤，醋拌，枣肉为丸，主治黄疸，与本方殊近，故疑黑矾恐为绿矾之误。但无论绿矾、黑矾，治黄疸知否确效，尚待研究。

(13) 黄疸第十三方

治法：茵陈五钱，苦丁香二钱，火龙皮钱半，栀子三钱，猪苓二钱，滑石二钱，甘草一钱，茅术一钱，灯心三分，煎汤，温服。

【审查意见】火龙为死人蛆之别名，殊不易得，效亦未必伟大，可用删去。其余诸药，均尚可用。

(14) 黄疸第十四方

阴黄用：茵陈五钱，附子、草果、干姜各二钱。

阳黄用：茵陈、大黄各五钱，栀子、陈皮各三钱，干姜一钱。

均用生姜引，水煎，温服。

【审查意见】前方（阴黄），宜于黄疸而伴寒症者；后方须便秘腹痛者，方可用之。

(15) 黄疸第十五方

治法：取摺表纸数张，用黄蜡涂打，卷成中空之小筒。令病人仰卧，露出腹部，先用白面和一团子，中穿一洞，放脐上。后将蜡纸筒插脐中，以火烧之。须臾，有黄水自脐中出。连烧数卷，病即愈。

【审查意见】此亦民间习用方，加答儿性黄疸（胃十二指肠黄疸）无重症候者，藉此燃烧之刺激，或可减轻。

(16) 黄疸第十六方

治法：茅苍术七钱（米泔浸），焦白术三钱，薏仁五钱，茵陈三钱，木通钱半，车前子五钱，甘草二钱，灯心三十寸，竹叶五分，水煎服。肚疼，加藿香一钱；阳黄，加焦山栀一钱；呕，加陈皮、半夏各钱半；胸满，加枳壳二钱。

【审查意见】此方健胃燥湿，利水退黄，黄疸大便溏泄者可用。苍术、车前子用量似嫌太多，临症酌减为是。

9. 杂集

(1) 瘟疫第一方

治法：白僵蚕二钱（酒炒），全蝉蜕一钱（去土），广姜黄三分（去皮），川大黄四钱（生），共为末。病轻者，分四次服，蜂蜜五钱，调匀，冷服。重者，分三次服。最重者，分二次服。

【审查意见】此方有清热、通便、镇痉之功，施治流行性脑脊髓膜炎或可奏效。

（2）瘟疫第二方

治法：藿香一钱，白芷一钱，腹皮三钱，银花三钱，黄连二钱，荆芥一钱，生姜二钱，黑豆二钱，水煎服。

【审查意见】此方能清热、解表、止呕，瘟疫热病恶寒轻而发热重者，可服。

（3）瘟疫第三方

治法：僵蚕二钱，薄荷二钱，桔梗钱半，荆芥钱半，归尾钱半，川朴一钱，黄芩二钱，羌活钱半，枳壳一钱，连翘二钱，生姜三片，竹叶二分，水煎服。

【审查意见】发热恶寒者，可用。

（4）瘟疫第四方

治法：茵陈三钱，藿香二钱，腹皮二钱，郁金二钱，厚朴一钱，云苓三钱，青皮一钱，泽泻二钱，滑石三钱，生薏仁四钱，茅术钱半，通草钱半，猪苓二钱，薄荷一钱，木通一钱，水煎服。

【审查意见】黄疸病宜用此方。

（5）瘟疫第五方

治法：葛根四钱，僵蚕三钱，蝉蜕二钱，归尾三钱，连翘一钱，川朴皮一钱，橘红皮钱半，寸冬二钱，车前子钱半，枳壳二钱，川军二钱，生甘草一钱，水煎服。

【审查意见】此方有清热、发散、通下之效，足备试用。

（6）瘟疫第六方

治法：金银花三钱，生甘草三钱，鲜黄土五钱，小黑豆五钱，白矾二钱，共为细末，水煎服。

【审查意见】此方有清热解毒之力，疫症用之，当可奏效。

（7）瘟疫第七方

治法：赤小豆四十九粒，贯众二两，捣成粗末。用新布包好，放水缸中，可以预防瘟症。数日后，另换新药。

【审查意见】贯众自古即视为辟疫专药，民间亦最常用，但究竟确否，殊无实验统计可考。且其辟疫之功效，为直接杀菌作用，抑因其他关系，更不可知，姑存以待研究。

（8）救瘟丹

治法：降香一分半，五味三分，郁金三分，千金子三分，半夏二分，蟾酥二分，梅片一分，麝香一分，硼砂二分，葱子二分，共研细末，瓷瓶收贮。凡头痛眼黑，卒然吐泻，先用药吸鼻取嚏，再取一二分，凉水调服。

【审查意见】此方与飞龙夺命丹、蟾酥丸等效力大致相同，有兴奋性能强心止痛。外用刺激鼻黏膜，可以取嚏。

（9）瘟疫第九方

治法：薄荷钱半，白芷钱半，当归二钱，白芍二钱，苍术二钱，川朴钱半，陈皮钱半，桔梗钱半，枳壳二钱，半夏二钱，银花三钱，连翘二钱，桂枝钱半，甘草一钱，用姜、枣引，煎服。

（10）瘟疫第十方

治法：龟龄集、柴胡地黄汤加犀角。

先服龟龄集，后服柴胡地黄汤加犀角。

【审查意见】柴胡地黄汤加犀角，应是犀角地黄汤加柴胡，为汤热止蛊之剂。用治时行瘟疫，绝对不能滥用。又龟龄集为旧贤专药，用治时瘟，极端不合，决不可用，以免误人。

（11）瘟疫第十一方

治法：销销千，不拘分量。先将销销千用河水熬之，随便引服，汗出而愈。

【审查意见】销销千，不知为何物之别名，存疑待考。

(12) 治瘟疫及伤寒方

治法：吴茱萸汁制黄连，黄米炒党参。瘟疫，入九味羌活汤；伤寒，入升麻桂枝汤。

【审查意见】九味羌活汤，非可以概治瘟疫。升麻桂枝汤，非可以概治伤寒。加黄连、党参二味，毫无精意。决不可用。

(八) 消化器病

1. 胃痛

(1) 胸膈疼方

治法：韭菜汁半盅，服下即愈。

【审查意见】此系胃痛验方。症状清浅、不兼其他杂症者，可以施用，惟韭汁辛辣，单服殊感不便，宜用经沸温水送下。

(2) 九种心胃痛方

治法：生艾一钱（揉碎），在铜勺内炒，不停手用箸拨动，将盐（豆腐店不曾加水者）半小盅，浸入焙干，研末。用烧酒一杯送下，俟腹中作响或降气或吐出清水即愈。

【审查意见】寒症宜用，热症忌服。

(3) 九种心疼方

治法：核桃三个，胡椒五十粒，捣烂煮服。

【审查意见】有热及有口腔炎者忌服。用量亦须随症增减。

(4) 心口痛方

治法：荔子一钱，广木香九分，共研为末，姜汤冲服。

【审查意见】慢性胃病、食欲减退、消化机能呆滞者，可用。

(5) 男女心痛方

治法：古石灰三钱，枣杏仁各七个，捣烂，白水送下。

二、内科

【审查意见】古石灰多混杂质在内,煎服较妥,或以沸水滤过再用亦可。

(6) 胃痛第六方

治法:苍术二钱,川厚朴二钱,砂仁钱半,广陈皮钱半,槟榔钱半,广木香一钱,官桂钱半,良姜钱半,紫蔻仁一钱,炙草一钱,水三盅煎一盅,生姜引,空心服。

【审查意见】不思饮食,心窍塞痛,腹满便溏,苔白腻,脉沉滞,精神抑郁等症,此方可用。

(7) 胃痛第七方

治法:香附三钱,苏梗三钱,当归四钱,元胡索三钱(研),陈皮二钱,甘草一钱,木通钱半,桂枝一钱,以上各药,共盛药壶内,用清水煎浓,服之即愈。若心痛彻背,背痛彻心,则加赤石脂五钱,轻粉三钱,研细冲服。

【审查意见】气滞血瘀者可用。轻粉用量太多,服后必致大泻,且有腹痛之苦,剧者往往泻血,因之中毒殒命者,亦意中事。切宜慎之。

(8) 胃痛第八方

治法:苍术二钱,官桂、广皮、香附各一钱,甘草五分,水煎服。

【审查意见】胃疼最难除根,不可专以温燥为治。方中可加白芍、黄连,以和缓之,庶无辛温刚燥之弊。

(9) 胃痛第九方

治法:良姜三钱,川朴三钱,五灵脂三钱(醋炒),青皮三钱(醋炒),广砂仁钱半,广木香一钱,乳香一钱(去油),各研末,每服五分,食前开水下。

【审查意见】此方通瘀消食,胃痛而现刺痛者有效。

(10) 肝胃气痛方

治法:良姜三钱,香附三钱,五灵脂三钱,各研细末,蜜小丸，空心服一钱，米饮送下。十日有效，一月除根。

【审查意见】此病因肝不舒而胸满，气化不同而胃疼。良姜温中，香附行气，五灵脂能行冷滞之瘀，能止气血之痛。气结中寒而痛者殊效，有炎症性者不宜。

（11）治胃口痛方

治法：醋香附一两，茅苍术一两，川芎一两，神曲一两，焦栀子五钱，茯苓一两，法半夏五钱，广木香五钱，槟榔一两，砂仁五钱，干姜五钱。此方，春加防风一两，夏加苦参一两，冬加吴萸一两，糯米为丸。每服三钱，开水送下。

【审查意见】此病即寒滞气逆，故作疼痛。此方温中行气，兼以快脾化食，其用栀子者，即寒因寒用，虑其扞格，且有和解清燥之意。至防风、苦参，可不必加。

（12）胃口及肚腹痛方

治法：公丁香三钱，母丁香三钱，海沉香二钱，苍术四钱，蟾酥二钱，明雄四钱，共为细末，用白酒为丸，绿豆大。每服七八粒，白水送下。

【审查意见】此方暖胃行气，兼治下寒，内无热者有效。

（13）治男女九种心痛及胃口冷痛方

治法：香酒五两，虎胫骨一钱，红糖一两，鲜姜一钱，用瓷碗一个，将药置其内，在火上炖半炷香时辰。外用广木香五钱，紫油桂五钱，共为细末，早晚兑酒冲服，每次服一两。

【审查意见】此病多因冷气瘀滞。此方能行气祛寒，故能治诸病痛。然亦有因热而痛者，不可用此。

（14）胃痛第十四方

治法：厚朴钱半，苍术二钱（土炒），香附钱半，良姜二钱，橘红一钱，炙草七分，生姜三片，红枣二枚，水煎，温服。

【审查意见】此方温中行气,有振奋胃机之功,胃寒者宜用。

(15) 胃痛第十五方

治法:用芝麻少许,以砂锅炒黄,研末,即于锅内用陈醋一二盅,冲入乘热服之。

【审查意见】芝麻、陈醋同用,取其和缓胃肌之紧张。方尚简便,足值备用。

(16) 胃痛第十六方

治法:陈石灰、黄玉荽子面炒黄色,上二味各等分,研极细。每日早晨,空心服一羹匙,开水送下。

【审查意见】石灰性属大热,具腐蚀性,惟用陈者性较和平。

(17) 胃痛第十七方

治法:古石灰一钱,大枣七个,杏仁七个,捣烂,白水送下。

【审查意见】心胃痛者,多因胃脘伏寒。用陈石灰以祛胃寒,小枣调和脾胃,杏仁温散行气。寒气开,则痛止。然此方虽有小枣调和,而石灰有腐蚀之性,不宜内服。

编者按:本方与胃痛第五方相同。然彼用石灰、杏仁二味,此则加入大枣,共三味,略有不同,故仍审查刊载于此。

(18) 胃痛第十八方

治法:酒大黄五钱,芒硝三钱,共捣,热滚水冲服去渣。

【审查意见】此乃下剂,大便秘结,腹部胀痛者可用。但心下痛而大便如常者忌用。

（19）胃痛第十九方

治法：百合一两，乌药三钱，瓜蒌皮、川贝母、山栀子各钱半，炙草八分，共合一处，用水一碗。文武火煎，薤白为引。

【审查意见】痰湿停滞，胸脘满闷，不思饮食，食后胃部有热痛之感者，可用。

2. 心烧

（1）心烧第一方

主治：心烧，烦躁不安。

治法：藕节一个，红糖三钱，姜炭三片，水煮服。

【审查意见】有虚热者或可一用。但红糖、姜炭均觉不甚对症，似以除去为妥。

（2）心烧第二方

治法：芝麻一两，拣净置手心，吃完立愈。

【审查意见】芝麻富含脂肪，有滋润胃肠之效。如果胃肠分泌不足，食物停滞，或者胃黏膜发炎，以致患者自觉胸窝发热者，服之当可奏效。但停滞过多，胃炎剧重者，绝难生效。又：对于芝麻感受性过敏之患者（特异质），服后辄作泄泻，宜注意之。此外芝麻宜用清水淘洗，并防杂质混入。

3. 肋痛

（1）治肋下痛方

治法：牛犊草一握，煎汤，温服。

【审查意见】牛犊草为一方土名，未详究系何药。

（2）治肋缘底痛方

治法：醋青皮、蜜柴胡各二钱，水煎，温服。

【审查意见】此二药治肋下痛，临床颇多常用，用之亦多见效。但尤宜追求其致痛之原因，果系何病，非可一概施

二、内科

与耳。

4. 臌症

（1）水臌第一方

治法：甘遂一钱二分，神曲五分，荞面糊做饼，灰火煨熟，复为细末。再用商陆三钱，胡椒一钱，巴豆二粒，熬水煮饼速服。

【审查意见】此治腹水之方也。即由肾脏机能障碍，水分不能尽量排泄，留之体内，腹渐膨大，俗名水臌。本方长于逐水，故有治臌之功。但水排后，须以原因疗法，调其肾脏之机能，不可专恃此方。又：巴豆宜用霜，并不可连药汁内服。

（2）气臌第一方

治法：白术二钱，枳壳二钱半，白芥子钱半，西茴二钱，紫蔻仁钱半，油朴头二钱半，草果二钱，砂仁二钱，泽泻钱半，川楝子二钱半，茯苓皮二钱，粉草二钱，生姜皮一撮引。

【审查意见】气臌腹部胀隆，打击如鼓。宜疏气和血，并避免精神上之刺激。此方利气快胃，治本症尚合法。

（3）臌症第三方

治法：大蛤蟆一个，用炒仁末填满口中，以线缝之。然后用泥包之，慢火煨干，去泥研末备用。服时以香附二钱，煎水，分早晚二次服之。服后即连续放屁一二日。如觉至气不能连接时，不妨服人参数分或一钱可也。

【审查意见】此方见于叶氏，是否能转矢气，尚待实验。

（4）气臌第二方

治法：松香油十点至十五点，水一两，兑好，装瓶内。每服一两，日三次。

【审查意见】气臌，为后世医家之术语，别于水臌、血臌等而言也。其含义包括至广，而大要不外二端，一为精神感动（如愤怒过度）致腹胀大；一为但见腹胀如鼓，诊之并无显著之水候者。概以气臌名之，斯知气臌只是一种特殊的腹部胀大之症候。非必为气体窜入腹部组织，以致胀大。亦非腹膜炎及胃肠瓦斯冲积之疾患，更非专指水臌之前兆。今原件但云气臌，未将正式病名标出，故其病因，殊难索解，又以松香油治之，且令内服，其药理更复茫然。盖松香油为有机化合物，乃工业化学药品，医疗上绝鲜应用，疑是松节油之讹。但使果为松节油，虽具有刺激、镇痛、防腐、制泌等作用，用于轻度之腹膜炎、腹水之初期或可奏效。如谓凡属气臌，一例可用，则欠当矣。且松节油，临床上内服者少，多以外用，对于臌胀，以之摩擦皮肤，确有诱导之力。

（5）臌症第五方

治法：党参三钱，炒白术二钱，云苓三钱，泽泻二钱半，炒二丑三钱，槟榔二钱，甘遂二钱，官桂钱半，车前一两，消积子一两，鸡矢一两，木通二钱，萆薢二钱，土狗六个，芡实四钱，水煎，空心服，日二次。

【审查意见】此系治腹水之峻剂，服后大小便当利。但所谓臌症（腹水）未必即此痊愈。盖此方只治其标，未治其本。只谋水之去路，不顾水之来源，其后患殊非浅鲜。故将此药服后，对于善后处治，切勿忽视。又：方中消积子，未审何药（疑为莱菔子）；其土狗，即蝼蛄之别名也。

（6）水臌第二方

治法：药名同上，共炼为丸，姜汤送下。壮者可服，泻二三次。

【审查意见】调作丸剂吞服，甚妥。成人每次可服二三钱，老弱妇女酌减，孕妇忌用。

(7) 水臌第三方

治法：甘遂、芫花、黑丑、大黄各二钱，共为细末，每服五分。

【审查意见】仲景十枣汤加减之方，利尿通便，功效至速。但非疗治水臌之稳健方法，尤非不通医学者所可漫试也。

(8) 水臌第四方

治法：独头蒜或野蒜，每岁一个（指病人年岁），用白酒十分之二三，黄酒十分之六七，按蒜多少以定黄白酒之多少。煮时总以酒淹着蒜为度，用黄酒将蒜煮至六七成熟，连蒜服之，即愈。

【审查意见】酒能兴奋细胞，增进消化机能，蒜能刺激肠黏膜，促进吸收，增强蠕动，又能利尿。以之施治水臌，使渗出液内由淋巴系统吸收，外由小便排泄，胀满自归消灭。

(9) 水臌第五方

治法：猪尿泡一个（去油，温水洗净，用酒再洗泡），肉豆蔻（放石臼内，用木锤捣碎，在新瓦上用火炙成微黑色）一钱，同上酒一斤，装在猪尿泡内，用麻绳绑口。将泡放在病人脐上，用布带缠定，七日后酒完病消，屡试有效。切忌食盐。

【审查意见】此乃湿罨疗法之一种。酒及豆蔻，均有刺激及兴奋性，能使水臌逐渐吸收，可谓平稳之验方。但用布带缠时，不宜太紧，恐压迫过甚，血行益为障碍，水臌反为增重也。至于盐类，为一般水肿所禁忌，尤以肾脏性水肿为甚，不徒水臌为然耳。

(10) 水臌第六方

治法：大戟、芫花、甘遂各一钱，三样药各研为末，每用一钱，枣汤送下，下水如神。后以元桂、附子、党参、白术一剂煎服，即愈。

【审查意见】凡水肿病势重笃，压迫心肺脏器，以致呼吸困难，心悸亢进，脉波弱缓。甚或面色憔悴，腹胀如鼓，静脉显露，小便点滴不通者，仲景十枣汤（大戟、芫花、甘遂、大枣）的是救急灵药。服后肿胀渐消，而其精神萎靡，心力衰弱者，参、术、桂、附，在所必用。此方之义，仅止于此。非以此等治法，可以包治一切水肿病。而一切水肿病，亦非尽作如是治疗也。又：此等药方，非娴于医者，不敢滥用，临症切宜慎重。

5. 腹胀

（1）腹胀第一方

治法：甘遂、木香、二丑各三钱，温水送服。

【审查意见】此亦治腹水之方，药刀猛峻，用量最宜斟酌。

（2）腹胀第二方

治法：茅术五钱，茵陈三钱，猪苓三钱，甘草酌加或不用，煎服。

【审查意见】因于消化吸收之机能衰退，以致腹部胀满者，可以用之。再加枳壳、川朴、木香、砂仁、大腹皮、陈皮等更妥。

（3）腹胀第三方

治法：椒目、防己、葶苈、大黄各一钱，蜜丸，每服三分，食前开水下。

【审查意见】此乃《金匮》椒己苈黄丸之原方，亦治腹水（水臌）之法。唯其功效甚缓，非专任之方也。

（4）腹胀第四方

初服：二丑三钱半（半生半熟），甘遂三钱，广木香一钱，为细末，调服。

再服：东参钱半，白术三钱，茯苓三钱，桂枝三钱，紫苏二钱，麻黄二钱，腹皮黑豆浸二钱，防己三钱，黑附片钱半，泽泻二钱，猪苓钱半，上边桂钱半，煨姜一块引，空心煎服。

【审查意见】此亦治腹水方，与前治水肿臌胀方，用意略同。

（5）化铁金丹

主治：破男女肚内一切块积。

治法：三棱五钱，莪术五钱，槟榔五钱，苍术五钱，山楂五钱，神曲五钱，木香五钱，厚朴五钱，阿魏五钱，甘草五钱，沉香五钱，乳香五钱，没药五钱，砂仁五钱，草果五钱，牙皂五钱，豆蔻五钱，牵牛八钱，大黄六钱，研为细末，醋糊为丸，如豆大，早晚每服三钱，十日必效。

【审查意见】病毒坚结，体质壮实者，可以服用。大便溏泄，形削心衰，以及老弱妇女等非经医师诊断，切勿漫用。其用量尤视病势轻重、患者强弱，酌为增减。

6. 腹痛

（1）腹痛第一方

主治：气寒血瘀结滞腹痛。

治法：广皮二钱，四顶叩六分，炒香附钱二分，生草五分，醋制莪术一钱二分，焦槟榔一钱半（盐炒），青皮一钱，醋元胡钱一半，片姜黄一钱，川郁金一钱，盐炒小茴一钱半，生五灵脂钱二分，良姜五钱，广木香一钱二分，服汤剂或丸剂均可。如用丸剂，每早晚各服四钱，盐开水送下。

【审查意见】新病宜服汤剂，久病丸剂较妥。用量因病制宜，未可一定。

（2）腹痛第二方

主治：寒凝腹痛，饮食结于宫中。

治法：乌梅肉四钱，潞参三分，当归二分，干姜钱半，附子钱半，细辛八分，川椒一钱，黄连一钱，桂枝二钱，盐炒黄柏一钱，乌梅肉先用肉蒸一炷香，焙干。合诸药为细面，蜜糊为丸，三钱重。鲜姜三片煮，水送下，忌生冷。

【审查意见】此《伤寒论》乌梅丸之原方，主治蛔虫病，及久痢不愈等，屡奏奇效。惟原方乌梅，以苦酒（醋）浸泡，去核，另与米同蒸，此处用肉蒸，恐误。

（3）腹痛第三方

主治：寒气腹痛。

治法：肉豆蔻二钱（去油），白术钱半（土炒），西茴香钱半，拣砂王一钱，炒干姜一钱，良姜钱半，将药磨成细面，每晨日开水空心服三钱，三天可愈。

【审查意见】拣砂王即砂仁之优者，为药坊中所出之名，市井间多习用之。

（4）腹痛第四方

主治：腹中寒实大痛。

治法：大黄、巴豆、干姜，共为末，炼蜜为丸，桐子大，每服七八丸，或十数丸。

【审查意见】此乃《金匮》备急丸之原方，系温下剂。对于卒暴腹痛，大便秘结者，可以服用。但须审其症属寒实，方为的对，否则未可率尔也。

（5）腹痛第五方

主治：元脏虚冷，腹痛不已，寒疝气痛等症。

附子一两，生甘草二钱，食盐一钱，童便半杯、生姜三钱（取汁），在沙锅内慢火煮之，听用。凡遇上述之病，其脉切之沉微紧，用附子一钱，加花椒七粒（去目，微炒出汗），八角大茴一粒，葱白二寸，水两杯，煎一杯，空心温服。

【审查意见】此方主药为附子,有兴奋性剂麻醉性,强心止痛,功效甚确。但用量最宜斟酌,家庭中尤须慎重。

(6) 腹痛第六方

主治:腹内寒疾。

治法:用生白布四层,敷于脐部,用白酒洒湿,以水烧之,俟肛门发虚恭即止。

【审查意见】此亦湿罨疗法之一种。酒能刺激皮肤,兴奋细胞,藉神经之传导反射作用,增进肠管的蠕动,唤起放屁机能,腹部紧张胀痛等症,此时自觉轻快。原件"以水烧之"一句,殊难推解,姑存俟正。

(7) 阴证腹痛第一方

治法:大雄鸡一只,火枪药三钱,用火枪药三钱,开水冲服,以病人呕吐为可治。外取大雄鸡一只,安放脐上,此鸡受阴毒吸力,自不飞动。症重者再更一鸡吸之。

【审查意见】此方甚有精义,火枪药由硝石(火硝)、硫黄、木炭等配成。硝石即硝酸钾,能使肾脏血管扩张,增加尿量,硫黄有缓下作用,木炭为吸着剂,兼能吸收气体,故本方有通便、利尿、调理肠胃之功效。腹痛、便秘、尿闭等症,用之甚宜。至以雄鸡置脐部,不过使患者精神感动,藉以减少腹部痛感而已,此外别无奥义。

(8) 阴证腹痛第二方

治法:潞党参二钱,干姜八分(焦),真白茯苓三钱,粉草八分(炙),将药研末,炼蜜为丸,用生姜汤送下,不可煎汤。

【审查意见】此乃理中丸,去白术加茯苓之方。主治腹痛、脉微细,不热、不渴、舌苔白滑、恶心呕吐、小便不利、大便溏泄等症。

(9) 阴证腹痛第三方

治法：旧乌金纸一张烧灰，白水送下。

【审查意见】乌金纸烧灰服用，与用百草霜，釜脐墨等意义颇近。殆其吸着作用而奏效乎，抑别有其他作用乎？

(10) 腹痛第十方

主治：脐下寒积疼痛。

治法：茯苓三钱，桂枝三钱，益智二钱，青皮钱半，槟榔二钱，官桂二钱，木瓜二钱，炙草一钱，泡姜引，水煎服。

(11) 腹痛第十一方

治法：紫苏三钱，朴根二钱（姜水炒），白芍三钱（醋酒萸同炒），元胡二钱（酒炒），枳壳二钱（面炒），青皮钱半（醋炒），莪术一钱（煨），陈皮钱半，青木香钱半，台参一钱（去皮），槟榔三钱（炭水炒），焦楂三钱，炙草一钱，水煎服。

【审查意见】实症可用，虚者孕妇切忌。槟榔用炭水炒，未审何义。

(12) 腹痛第十二方

治法：青皮二钱，五灵脂二钱，川楝子二钱，甲珠二钱，茴香二钱，元胡钱半，良姜钱半（香油炒），没药钱半（去油），槟榔钱半，广木香一钱，沉香一钱，砂仁一钱，上列各药研细，盐滚水冲服。

【审查意见】腹痛属于积滞，且有阴寒症象者，用之甚当。

(13) 腹痛第十三方

治法：陈石灰二钱，醋煎，艾汤送下。

【审查意见】此方主治胃酸过多之胃疼（俗称心痛），其症吞酸嘈杂，嗳气腹痛，恶心呕吐，食欲不振，心窝苦闷

二、内科

疼痛。石灰为碱类物,能直接中和胃酸,醋、艾有收敛及止痛作用。三物合用,施治本症,甚当。

（14）腹痛呕吐方

治法：伏龙肝一两,黄连二钱,生姜汁一盅,先煎伏龙肝、黄连,后将姜汁与药调和,空腹服下。

【审查意见】此方止呕确效,有热者尤宜,用量宜临时制宜。伏龙肝即灶心土,单用此药煎服,止孕妇呕吐（恶阻）亦具奇效。

（15）腹痛痞证方

治法：干姜三钱（炒）,良姜三钱,吴萸三钱,官桂二钱,苍术三钱,石菖蒲二钱,引用老酒二盅,煎服。

【审查意见】辛香健胃剂,寒症可用,有热忌服。

（16）腹痛第十六方

治法：元胡钱半,五灵脂三钱,没药七分,甘草一钱,水二盅,煎八分,空心服。

【审查意见】腹痛拒按而属实者,可用。

（17）腹痛第十七方

治法：蜂蜜四两,炒神曲五钱,煎服后,饮白酒数杯即愈。

【审查意见】此药能消粽子积？似亦奇矣！方药与病症不切,万不可从。

（18）治停滞冷茶冷水方

治法：用山楂、红糖水煎服之。

【审查意见】此方山楂用三五钱,红糖用一两,再加焦神曲钱半,川厚朴钱半,生姜三片,以温中行气,则效更大。

注：脾胃为仓廪之官,胃主收纳,水谷气血之海也。脾主运化,津精气血之母也。是脾胃于人体之生理,诚为重要

器官。故对于调节脾胃，须加之意焉。若失调节，则容者不容，化者不化，津精气血无以生，肌肉精神，遂渐行消败。故医治诸病，首重脾胃，使饮食能进，消化灵动，百病自然渐愈。若脾胃一败，则百药且难施效，虽欲延生，得乎？以斯知脾胃为后天根本者也。

（19）破积汤方

治法：三棱三钱（醋炒），莪术三钱（醋炒），雷丸二钱（醋炒），酒川军半分（半醋炒），枳实二钱，川厚朴二钱，青皮二钱，陈皮钱半，元胡三钱（酒浸），乳香三钱，没药二钱，砂仁三钱，白豆蔻二钱，二丑四钱，肉桂二钱，干姜二钱，水煎，温服。

此方专治妇女腹中疼痛，牵引腰脊亦痛。是病起于血积、气积、食积、痰积、虫积等症。以手按之，疼之较甚，面黄肌瘦，时复作痛。积年累月，肚腹胀大，胸间殊觉不爽。因是食不多进，形成痨瘵，卒至毙命者，指不胜屈。余用此方，活人无算。但用此药时，可煎三次，每隔四小时许，即可服一次。服下后，用手从腹上，徐徐揉之，以助药力运行。隔日大便遂下，见粪内脓泡数起，而腹中稍觉爽快。再服一剂，病可痊愈。病人戒食碱、盐半月，并可食稀米汤十五日，以资调养。

【审查意见】此病原因，由于气滞感寒，水食不化，血不流通，瘀积日久，脾阳渐虚，饮食少进，则痰虫亦生，遂成痨瘵。此方祛寒化气，快脾消积，破血化滞，兼以杀虫逐水，故诸积均消，可以取用。又：下后宜服补养药，尤须调节饮食寒热，大虚者慎之。

（20）治因食积水积腹痛方

治法：川朴、枳实、广皮、川军、山楂、粉草、槟榔、芒硝各三钱，水煎，温服。

二、内科

【审查意见】凡水食积滞，则饮食不进，腹胀疼痛，按之愈痛。此方推消水食积滞，积滞开而腹痛自止，虚人慎用。

（21）腹痛第二十一方

主治：中寒腹痛，食寒胃痛，五积六聚，癥瘕痞块，膨闷倒饱，嗳气吞酸，及伤食等症。

治法：广木香六钱，炒建曲一两，草蔻仁五钱，炮姜五钱，甘草四钱，生姜半斤（切片晒干，炒黄），将各药共为细末，蜜丸，五分重。大人每服二丸，轻者一丸，小儿减半。每饭前先以饭汤送下，随后吃饭压之。忌食生冷肥腻等物。

【审查意见】凡痞块积聚，皆由胃机失调，脾阳不运。故水食不化，而停滞作焉。此方重用暖胃健脾快气之品，佐神曲以化滞，则阳气转运，积聚自然消化，此方确是有效。但温燥太过，热症忌用。

（22）腹痛第二十二方

主治：腹痛有痞块。

治法：白术两，当归五钱，白芍两，柴胡钱，鳖甲三钱，神曲三钱，山楂、枳壳、半夏各一钱，水煎服，连服十剂，块消身安。

【审查意见】按：本方可治停食瘀积之痞块，他未有效。

（23）腹痛第二十三方

主治：蓄食不转腹痛。

治法：用炒盐一勺，童便调服。

【审查意见】盐能消食软坚，催进胃液之分泌。轻微之消化不良有效。

（24）治积食积水腹痛方

治法：川朴、枳实、广皮、川军、山楂、粉草、槟榔、芒硝各三钱。

按：凡腹内疼痛，其病不一。但因积食积水而疼者，其先大小便不利，渐至肚腹膨胀，饮食不进，用手按之，更觉剧痛。用前列消导之药服之，则疼痛可止。

【审查意见】积食积水之症，必有吞酸嗳腐，胃部膨闷，肠鸣腹痛，二便欠利等。甚者，饮食不进，肚腹膨隆，用此消导，允称合拍。否则，损其无辜，有伤胃气，不可不慎。又：虚者可加参术。

（25）腹痛第二十五方

主治：男女寒症腹痛。

治法：官桂三钱，白芍五钱，川军二钱，枳壳二钱，甘草五钱。

【审查意见】寒症腹痛，因胃肠之机转不灵，蠕动作痛。本方配合颇佳，官桂虽热，然有白芍以制之。川军之用，以便溺通利与否为断。

（26）心腹虫痛方

主治：唇上有白点，一得食更痛者是。

治法：党参三钱，白芍五钱，土炒大白三钱，乌梅三个，苦楝根皮三钱，鹤虱三钱。

【审查意见】虫得苦则安，见辛则伏。故治虫法以辛苦之药为最要，本方颇得斯旨。但党参不虚者不可用。又：大白疑即槟榔之别名。

（27）腹痛第二十七方

主治：治一切受寒肚痛，咳嗽不止等症，五更泄泻，杀虫利水。

治法：胡椒四两，干姜四两，肉桂二两，丁香三钱，红糖十二两，将药研末，用水化开，红糖熬至滴水成珠，和药为丸，如桐子大，丸名神效香桂丸；加花椒五钱，名二椒丸。

【审查意见】胃肠素寒，喜饮热物，兼之生冷所伤，或受风寒，用治所列之症，温通兴奋，确是效方。如内有伏热者不宜。

7. 消化不良

脾胃论

人体生存根本有二，肾为先天根本，得于有生之初；脾胃为后天根本，赖于既生之后。故人一饭不食则饥，七日不食则饥而死。故脾胃关系于人生，不诚大矣。脾胃无病，则饮食入胃，赖脾阴胃阳之蒸气，熟腐水谷，使精微之气味，洒陈于五脏六腑，而生气、生血、生津、生液。又，人之所赖，以应万和者，全恃此谷气。若脾胃有病，饮食减少，轻则少神，重则不起。故于治病，首重脾胃。一能纳谷，诸病均能转机。且脾胃一败，百药难施。善持生者，于脾胃宜所知所养，为人司命者，宜知所重哉！

（1）香砂养胃丸

治法：神曲八钱，藿香四钱，莱菔子二钱，山楂肉四钱，砂仁二钱，陈皮二钱，白芷八分，法夏三钱，茯苓四钱，木香二钱，麦芽四钱，酒芩二钱，神曲打糊为丸。

【审查意见】人之所以饮食照常入胃者，全赖脾胃健运之气化，升降转运以使之耳。或受寒邪，或受湿滞，脾胃之气化不灵，或有停滞，则饮食减少。此方用藿香、砂仁、陈皮、半夏、木香，以温中快脾，麦芽、楂肉、神曲以化食，莱菔子推积行气，茯苓健脾利湿，白芷性温味辛，尤能行气，黄芩虽苦寒，而能健胃。作丸久服，效甚宏大。

（2）寒食停滞方

主治：寒食停滞，饮食不进。

治法：先服加减三物白散一剂，后服补中益气汤二剂。

【审查意见】三物白散，其力太强。既云寒食停滞，不若以温中快脾，如厚朴、砂仁、广皮、半夏、槟榔、苍术、干姜、焦楂、神曲、麦芽之类。如欲通下，木香槟榔丸即可。此方不切。

（3）三物白散方

治法：桔梗三分，巴豆一分（去皮熬黑或去油用霜），贝母三分，水送下。病在膈上必吐，在膈下必利。不利进热粥一杯；利过不止，进冷粥一杯则止。编者按：此方每服以一分为限，不可过多。

（4）补中益气汤方

治法：党参三钱，白术钱半，广皮钱半，炙芪二钱，炙草一钱，当归三钱，柴胡五分，升麻五分，水煎，温服。

（5）消化不良第五方

主治：胃口火与腿疼。

治法：连翘三钱，桔梗二钱半，元参二钱，牛蒡子二钱，花粉二钱，地骨皮二钱，川牛膝二钱，杜仲钱半，荆芥二钱，防风二钱，皂刺钱半，黄连钱半，黄芩三钱，甘草钱半。

【审查意见】"胃口火"太笼统，不切。腿疼，应活血疏络，此方纯属清热，殊觉欠当。若治内热发炎之症尚可。

（6）健胃方

治法：炒白术四钱，制马前子一钱，研末，水和为丸，如桐子大，约一分重。每食后服五丸，旬日即效。

【审查意见】此方极效，不饥不纳者，尤妙。

（7）疏肝和胃丸

治法：香附二钱，沉香一钱，生白芍钱半，甘松钱半，鸡内金钱半，猬皮钱半，吴萸一钱，川连七钱，生姜汁、甘蔗汁各一瓢。胃寒加干姜、附片各八分；年久或顽固性者，加韭汁一瓢，狗宝一钱。

【审查意见】此方凡肝胃不疏、胁肋疼痛、吞酸、嗳腐，食后倒饱，膈食难下，类似噎膈者有效。（编者按：本方及上方皆本会理事时逸人传）

(8) 消化不良第八方

治法：用香砂平胃散二钱，遵古炮制。用水冲服，早晚各一次。

【审查意见】本方为消化不良之通方。所云胃症，太属笼统，应以消化不良目之。

(9) 消化不良第九方

治法：用香附二钱（醋制七次），良姜二钱（酒洗七次），有气者，多用香附五分；有寒者，多用良姜五分，米泔水煎服。

【审查意见】为"姜附散"，治胃寒而痛及消化不良者，甚妙。

(10) 消化不良第十方

治法：良姜三钱，川厚朴三钱，五灵脂三钱（醋炒），青皮钱半（醋炒），砂仁钱半，广木香、茹香二钱，淡醋一盅。水煎服。

【审查意见】此方暖胃，行气快脾，化食消滞。故胃寒而痛，或少食或消化迟慢者，均能奏效。茹香不详为何物，无关轻重，不用亦可。

(11) 香砂六君子汤

治法：人参三钱，白术二钱，茯苓三钱，炙草钱半，广陈皮二钱，半夏二钱，广木香一钱，砂仁钱半。

(12) 消化不良第十二方

主治：新旧寒热气食。

治法：苍术三钱，香附三钱，陈皮、茯苓、干姜、焦栀各一钱，川芎、滑石各钱半，神曲二钱，白芷八分，甘草三分，生姜三片，水煎服。

【审查意见】寒热不均，食积易停，如苦腹痛，不思食，小水黄赤，则服此方，清上焦之热，行中焦之寒，兼以快脾化食，和胃。或将香附易以厚朴更佳。

（13）消化不良第十三方

主治：脾家冷积，每食已辄胸满不下症。

治法：橘红皮一斤，甘草四两，盐花四两，水五碗，慢火煮三味，令乳焙为末。每服二三钱，白水冲服。

【审查意见】此证系消化不良。橘皮行气快胃，足以刺激胃之分泌，故能有效。

8. 噎膈

噎膈在今世之医学上，尚无确效疗法。古书所谓有效各方，殆诊断上误食管及管旁别症为噎症耳。所征各方，虽不能有效，然药品均和平无毒，当可试用。再，如此大症，正宜博采群说，研究进步，故予编入，阅者不以滥收见责，幸甚。

（1）噎膈第一方

治法：汾阳习惯，凡有食不下咽之疾者，托厝家遇启多年旧墓时，将墓堂原日安置之口饭钵内所有之物，窃取少许食之，间有成效。此物等，于大酱色，色红绿。葬埋时，钵内所填肉菜炉食等腐化之物。其治噎症之理解，不甚详悉。

【审查意见】噎膈为最难治之症。方书所载多方，施之均不见效。其云有效者，殆邪热上郁，食道偶尔肿胀。或胃气上逆，碍食难下，绝非噎症。据实地经验，认为噎症者，经中西医院，治疗尽法，总无一生。本方以腐化之物，用治胃中食滞，消化不良，当可奏效。噎症恐不能治。无法订正,暂予存疑。

(2) 噎膈第二方

治法:白鹅血以多为妙,无用炮制,乘热饮之。

【审查意见】世俗验方,本有此说。彼疑噎膈症,胃脘之内,有瘀血停积。用鹅血乘热饮之,血能引血,有导血下行之效。不知鹅血入胃,遇热则凝结成块。虽不致有壅塞之害,确亦无破瘀之功。盖俗人之以讹传讹,而盲从者。爰说明如此。若云此方可治噎症,无法订正,暂予存疑。

(3) 噎膈第三方

主治:反胃。

治法:用牛乳二两,韭汁一两,热服。

【审查意见】此云反胃,即胃寒气逆,食入停滞而吐,乃胃虚而津液不足之故。牛乳能养胃,韭汁能温行,可速服数次。若有胃热,食入即吐者不宜。

(4) 噎膈第四方

主治:噎食反胃。

治法:桑磨柳取皮三钱,煎汁一碗服之。

【审查意见】桑磨柳,不知为何种药物之别名,姑存疑备考。查本方主治为噎食与反胃并列,疑此种方药,当列入于反胃门。盖乡中人无普通医药智识,以反胃为噎食故也。

(5) 噎膈第五方

治法:用陈旧油多木梳一个,烧灰研末,将药冲服。

【审查意见】油垢服之失音,不可不慎。本方用陈旧油多木梳,烧灰存性。揆其用意,似取梳能疏通,油能滑润,用以治胃脘闭塞,发生噎膈之症。《本草纲目》亦曾收载。但恐噎膈重症,非本方所能有效耳。无法订正,暂予存疑。

(6) 噎膈第六方

治法:于伏天拔取已出稳灰菜,晒干收藏。将上列之灰菜煮汤，一顿服用。

【审查意见】稳灰菜不知为何物，意见从缺。

（7）噎膈第七方

治法：用红辣椒剖开两半，在冷水碗内，摩擦其里面，饮用此水即愈。

【审查意见】红辣椒辛温，当有刺激性，可以助消化，不能治噎食。

（8）噎膈第八方

治法：用啄木鸟之舌三个，砂锅焙干，忌见铁器，研细末。每日三次，黄酒送，忌肉百日。

【审查意见】啄木鸟舌治噎膈，或为其可啄积滞乎？不详，存疑。

（9）噎膈第九方

治法：白木耳、紫胶、柏薄、麦冬各等分，用阴阳瓦焙干成灰。每服三钱，黄酒送。忌羊肉、烧酒，反者难治。

【审查意见】柏薄二字，不知是否"百叶"之误。"紫胶"功用不详，不敢妄评。

（10）噎膈第十方

治法：青名虫三条，微火炒研，开水送下。

【审查意见】青名虫不知为何物，存疑，待考。

（11）噎膈第十一方

治法：香附（醋炒炙）、白术（土炙）各等分，共为细末。每服三钱，米汤送下。日服三次，忌生冷、油腻、劳动。

【审查意见】白术健脾燥湿，化痰水，止呕吐；醋炒香附，调气血，消积滞。可用以治脾寒消化不良之呕吐，不能治噎食等症。

（12）噎膈第十二方

主治：食少脾虚气滞，类似噎症。

药品：土炒白术、醋炒香附各等分。

制法：共研细末，每服一钱，砂仁、苡米汤送下。食前服，一日服三次，忌食生冷、油腻等物。

【审查意见】白术补脾，为医者所共晓。此脾字之名义，系专指肠胃吸收机能之工作而言。脾虚食少之名词，系指吸收之能力减退，饮食不为肌肤。或消化不良不能多食，或大便泄泻，或完谷不化，古人皆谓为脾虚。用白术治之有捷效。其兼患气滞胸满者，加香附以舒气解郁，功效甚宏。惟称其为治噎膈症，恐未能确实耳。

9. 呃逆

（1）呃逆方

治法：良姜、丁香、柿蒂、陈皮各三钱，引用酥油三钱。将药用水三盅，煎八分，将酥油融化药内，用开水送下。不过三时，即能见效，而频频作声也。

【审查意见】呃逆者，因胃部受寒，横膈膜痉挛，气上逆。甚有饮食不下者，且有不能安寝者。此方暖胃行气，气通寒化，则呃逆自止。无酥油者，不用亦可。

10. 呕吐

（1）呕吐腹痛方

治法：黄连一钱，桂枝二钱，党参二钱，干姜二钱，半夏三钱，炙草一钱，水煎服。

【审查意见】呕吐而腹疼痛，恐系时令病。此方不可漫用。

（2）呕吐第二方

治法：灶中土二三钱，不炮制，研细，开水冲服。

【审查意见】此为治呕吐最畅行之单方，功效颇佳，可取用之。

（3）呕吐第三方

治法：茯苓二钱，半夏二钱，广皮钱半，苍术三钱（米泔浸，炒），厚朴一钱，藿香一钱，乌梅一个，甘草一钱，水煎，温服。

【审查意见】此方治胃部寒结，气化不通，脾不转运者宜之。胃热呕酸或干呕者不宜。

（4）呕吐第四方

主治：不拘时候吐泻。

治法：生姜三钱（面包火煨），上花茶二钱（微炒），水煎服。

【审查意见】生姜为镇呕特效药。但胃热呕吐，痧症呕吐，以及温病时行滞呕吐，俱不宜用。

（5）呕吐第五方

主治：立止呕吐圣药（时逸人理事传）。

治法：将刀烧红，加食盐少许，用清水淋过，取水饮之。

【审查意见】凡呕吐症，多因寒热相滞，中气不通，失其转轮之力，以致气不下行而上逆。用烧红之刀，取其金有镇压之力；水淋烧刀，有水火相济和解之效；更加食盐，独具止呕下行之力，故能立止呕吐。此方并无副作用，方虽平庸，却是效验甚宏，不可轻忽视之。

（6）涤痰陷胸汤

主治：肝木横逆，胸膈不利，痰壅气闭，食入即吐。

治法：川黄连三钱，法半夏四钱，油瓜蒌六钱，枳实、白芥子、苏子、葶苈子各三钱，生姜三片，水煎服。自制奇方，屡获奇效。

【审查意见】气积胸满，故痰壅而饮食不下。此方开气化痰，颇有大力。降气之品，重用即伤元气，瓜蒌用二三钱即可。总之，气实者尚可试用，气虚者切勿轻尝，慎之。

（7）呕吐第七方

治法：黄连四分，细辛二分，水煎，温服。

【审查意见】既云呕吐不止，即是寒热不均，中气不和，自宜用和中行气之法。此方似乎力薄而欠确，然其效亦是和解寒热。盖黄连苦寒能折热，而细辛辛温能散寒，寒热互用，尚无大害。

（8）干呕方

治法：樗树枝一把，煎汤服之。

【审查意见】樗树枝何以能治干呕？不切！应服竹茹五钱，尚可。

（9）胃寒吐食方

治法：砂仁、青皮、公丁香、藿香、厚朴、白豆蔻、香附各二钱，甘草一钱，生姜三片为引，水煎服。

【审查意见】此方用丁香、豆蔻暖胃行气；广皮、藿香快脾利气；砂仁、青皮、厚朴温中快脾，兼以化食；香附行气；甘草和脾，使脾胃安和，吐症自止。

（10）上吐下泻第一方

治法：南苍术二钱，广陈皮钱半（土炒），厚朴半，炙草钱半，车前子三钱，木瓜一钱，伏龙肝为引，水煎，空心温服之。

【审查意见】此方非治霍乱重病，而治类似霍乱之吐泻者。原因中焦受寒，脾胃之阳气不运，故饮食不化而上吐。阳气不能蒸腾，水气渗流肠中而下泻。此方温中燥脾，使阳气转运，气通则不吐，而且能分布水气，以归膀胱，斯病可愈。

(11) 呕吐第十一方

主治：痰饮呕吐，大便燥结，俗名痰症。

治法：香附、紫龙丹、上沉香、大戟、甘遂、川紫朴、白芥子各等份，共为细末糊丸，如绿豆大。每服二钱，清晨开水送下。壮人用三钱，服三五次为度，后再服旋覆代赭汤三五贴。

【审查意见】此方温中行气，逐水化痰，功力甚大。如虚弱人服此药后，恐伤正气。服香砂六君子汤，以助气健脾，盖脾旺则痰饮不生矣。即旋覆代赭汤，亦是助气养脾化痰之方，但功力逊于六君子汤。服法作丸，以面糊为丸可也。

附方：旋覆代赭汤：旋覆花二钱（布包），人参钱半，生姜二钱，甘草二钱，代赭石三钱，半夏二钱，大枣十二枚，水十盅，煎二盅，分三次用。

(12) 呕吐第十二方

主治：翻胃呕吐。

治法：朱茯神五钱，当归三钱，白芍二钱，茯苓钱半，广皮二钱，法半夏二钱，炙粉草一钱，竹茹为引。

【审查意见】反胃呕吐，须视大便之通利否。若便闭，即当通便；便利，则须调气。本方朱茯神不切。

(13) 上吐下泻第二方

治法：藿香、香薷、扁豆各二钱，厚朴、槟榔、乌药各钱半，枳壳一钱，陈皮一钱，炙草五分，水煎，温服。

（炮制扁豆法：用土炒之，令外显黄白色，内即成黄金色即可。）

【审查意见】此方可治夏令轻微之霍乱。

11. 泄泻

（1）腹泻初起方

治法：烧核桃仁五个，生姜三钱，红糖三钱，水煎服，下泻后，再用红柿核五个，纸包水湿，炭火烧热，食五个即止。

【审查意见】此云腹泻者，是指腹部微受阴寒，水气不化。用此方以温胃和中，使气化水利，而泻即止矣。

（2）水泻方

治法：赤糖一两，烧酒二两，将糖、酒共入瓷瓶内炖热，空心温服。

【审查意见】水泻者，因腹部受寒冷之气，以致中气不通，水气不化，故水气不能入膀胱，而直走大肠。用此方以和中行寒，则气化通而小便利，水泻可止。但内热之水泻则不宜。

（3）泄水不止方

治法：焦白术一两，车前子三钱，焦山楂三钱，用上花茶少许为引，水煎服之，屡试屡验。

【审查意见】此方用焦术健脾，焦楂化滞，车前、茶叶以利水，为治水泻之良法。

（4）五更泻第一方

主治：脾肾两虚，子后泻症。

治法：破故纸、肉豆蔻、乌梅、熟地、山药各三钱，焦白术、茯苓各二钱，丹皮钱半，泽泻一钱，水煎，子前服药，三次即止。

【审查意见】子后泻症，即五更泄泻。原因脾虚阳衰，肾虚寒伏，故每到子时以后，阳气下降，阴气弥漫，而自身之阳气不能抵空中之阴气，内寒与外寒相招，则阳气不振而泻作矣。用熟地、故纸以补肾固阳，肉豆蔻、山药、焦术温胃健脾，茯苓健脾渗湿，丹、泽利水，乌梅味酸性敛，用以补液收涩。如虚寒甚者，再酌加吴萸、附子、桂楠、干姜之类，以壮阳祛寒，则更善矣。

（5）水泻腹痛第一方

治法：藿香三钱，砂仁二钱半，香茹二钱，扁豆二钱半，焦术三钱，炒小朵二钱，茯苓二钱，泽泻二钱半，神曲三钱，焦楂二钱，川厚朴二钱，广皮钱半，炙升麻二钱，炙草钱半，炙米壳三钱为引，水煎服。

【审查意见】此方治水泻腹痛，是指随时感受暑湿夜寒，类似霍乱，而发热、泄泻、腹痛。故用和中利气，疏解寒热之法。然初起邪盛，米壳可减，恐其汗多伤液。至于小朵，不明何物？即不用，亦无关轻重。意者小朵，或是凤仙花之类，与香茹同用。取其鲜花有芳香清热之功，以治暑热之症欤。

（6）治老人泄泻不止方

治法：枯矾一两，诃黎勒七钱半（火煅），为末，醋丸，木瓜汤下，每服一分。

【审查意见】此为止涩之品，久泻无滞者，不论老人青年，俱可用之。

（7）水泻不止方

治法：高粱子一撮，炒焦，水煎服之愈。

【审查意见】此方虽属平庸，然最易取用，且无偏胜之弊，姑列之以备采用。

（8）泄泻第八方

车前子五钱，白术二钱半，水煎服，治愈多人。

【审查意见】泄泻症，即因脾阳虚弱，消化不良。用白术以健脾化痰，车前子利水湿，脾旺水利，其泻乃止。

二、内科

(9) 泄泻第九方

治法：姜三片，艾叶七个，煎水，温服。

【审查意见】此方为久泻虚寒之方，内热泄泻者不宜。

(10) 治伏暑泄泻方

治法：白矾一块，火煅为末，醋糊为丸，如梧桐子大。量人大小，用木瓜汤送下。经验多人，均效。

【审查意见】此方有止涩之效，久泻可用。伏邪之泄，内有伏热，此方不宜用。

(11) 泄泻第十一方

治法：茯苓钱半，焦楂二钱半，白术二钱，苍术三钱，厚朴一钱，麦芽三钱，陈皮钱半，神曲钱半，甘草八分，滑石钱半，桂枝一钱，猪苓钱半，泽泻钱半，乌梅一个为引，水煎，温服。

【审查意见】此方治腹内受寒，脾阳不运，水食不化，清浊不分而泄泻。因药力有健脾、化食、温中、行气、渗湿、利水之功，故能有效。

(12) 泄泻第十二方

治法：白术一两，车前子五钱，高丽参二钱，水煎，温服。

【审查意见】此方偏于补益，久泻体虚者可用。否则，宜去高丽参。

(13) 治痢及脾泄腹痛方

治法：用带缨红萝卜半斤，清水煎汤。连同萝卜，共服三次，即愈。传数年有效。

【审查意见】泻痢者，寒热之气凝滞也，故现腹痛后重。脾泄者，指消化不良而致泻也。萝卜辛温下气，消食化滞，即重用之，乃蔬菜之品，亦无偏胜之害，且一简易治法也。唯气虚者，不宜多服。

(14）泄泻第十四方

主治：湿热积滞致成泻痢之症。

治法：用艾绒在脐左右各二寸灸之，名天枢穴。成功后，服参苓白术散。

【审查意见】泻痢初发，乃泻滞有余之症。治宜调和气血，宣壅导滞，用当归导滞汤，或芍药汤加减。随其赤白之多寡，判其寒热之轻重，定其宜温宜清，再加推积之品。若日久阳虚脾败，则用此法。盖灸天枢，以治内伤脾胃之久病，又服参苓白术散以助气，健脾暖胃，故能有效。

(15）肠泻方

治法：焦楂、大腹皮各三分，用水煎之，赤糖二钱冲入服之。治愈多人。

【审查意见】肠泻者，即指消化失职而致泻也。用焦楂化滞，腹皮利水，赤糖温中以和之。但其量太轻，即用各三钱，可也。

(16）腹痛水泻第二方

治法：白术三钱，白芍三钱，车前子钱半，甘草钱半，生姜引，均炒用，煎汤，温服。治愈多人。

【审查意见】水泻寒也，腹痛、不通也。用白术燥脾，生姜行寒，甘草和中，白芍下气，车前利水。然白芍性寒，虽能止痛，内有寒者不宜。

(17）泄泻第十七方

治法：苍术（米泔水炒）、厚朴（姜汁炒）、陈皮、猪苓、白术（土炒）、茯苓各三钱，泽泻、白芍各钱半，甘草一钱，生姜三片为引。

【审查意见】此方专治脾阳虚弱，清浊不分之泻。故用燥脾温中，利水法治之。白芍性寒，不用亦可。

（18）五更泻第二方

治法：破故纸四钱，吴萸三钱，人参四钱，五味子三钱，于术一两，茯苓五钱，广皮五钱，香附二钱，砂仁三钱，藿香三钱，莲子三钱，川朴四钱，建曲五钱，炙草三钱，肉豆蔻三钱，附子二钱，水煎，空心服。

【审查意见】此症为脾肾两寒，下焦伏寒。每至夜晚，阴气弥漫之时，腹内阳气，敌不过空中阴气，因而水气留聚。至黎明时，阳气渐旺，水气难留，而作五更前后之泻矣。此方用四神丸以暖胃补肾，更加大量白术、人参、广皮、茯苓、砂仁等以助气健脾，川朴、丁香、附子以温中行寒，使阳气旺，则寒气不入，求水不聚，而此症自愈。

（19）泄泻第十九方

治法：车前子三钱，丽春草五分，水煎服。

【审查意见】丽春草不详。

（20）治胃寒水泻奇方

治法：焦楂三钱，乌梅三钱，生姜二钱，用水煎，以红糖调服即愈。

【审查意见】乌梅宜易车前子，加白术苓泻方合水泻治法。

（21）稀屎劳方

治法：生麻、椿皮各三钱，煎服。

【审查意见】久泻不止，因泻而致虚弱者，俗名稀屎劳。治当调中止涩，尤须转地疗法。本方生麻不详，椿皮止涩不过冀大便之合宜耳，但效不确。

12. 大便不通

（1）大便不通第一方

治法：大麻油一两，滚水冲服。

【审查意见】此云大便不通者，系无他病症，只因大肠干燥,粪结不通,用麻油以滑肠,则燥粪即下也。

(2) 大便不通第二方

治法:猪苦胆一个,用小竹筒插入胆内,注入肛门内,登时即下。

【审查意见】此是外治法。惟因病久气虚不下,或阴虚血燥不下,皆无内伤之害,而有软粪之功。非如内服下药,恐伤元气,为可虑也。

(3) 大便不通第三方

治法:用独角兽,俗名推粪虫,用有角者二三个,焙干研末,开水冲服。

【审查意见】此法即取推粪虫,以推结粪之意。但防其不洁,反生他症,不可用。

(4) 大便不通第四方

治法:用陈醋少许,切忌过多,以致破裂。无炮制法。用笔管吹入肛门即解。

【审查意见】此法虽简易,然不若苦胆为宜。因胆汁能刺激肠壁,增进肠壁蠕动之效也。

(5) 大便不通第五方

治法:全当归三钱,桃仁二钱,火麻仁二钱,酒川军二钱,粉草一钱,蜂蜜二两为引,水煎服。

【审查意见】此方是治伏热肠燥之大便不通。故用当归、桃仁、麻仁以润肠滑利,又引以蜂蜜养阴滑润。川军、甘草清热下行,是以有效。若血燥,当归加用三钱,亦可。

(6) 大便不通第六方

治法:生白菜根三四个,煎汤饮之,屡试屡验。

【审查意见】白菜亦菜蔬之一,清淡之品。用根治便燥者,或具润肠推送之力,因易于配置,且无毒质。但性缓,恐无甚效验耳。

二、内科

（7）大便不通第七方

治法：牙皂两个，蜂蜜生用为丸，如大枣核。纳入粪门，即刻下。

【审查意见】此法即治内无别病，或有病亦只求其便通而已。用牙皂以破坚，蜂蜜润肠，使肠滑润，而燥粪自下。

（8）大便不通第八方

治法：油当归八钱，火麻仁四钱（炒研），净水煎服。

【审查意见】此方治阴虚肠燥，粪结不下。故用当归养血润燥，麻仁滑利大肠，则燥结自解，此方最善而无害。

（9）大便不通第九方

治法：大便不快听无言，满腹如山起坐难。用水夹研麻仁汁，一时吃了自然安。

【审查意见】此云不快者，只是燥结不通，或便时不通顺。故用麻仁汁以润肠滑利也。

（10）大便不通第十方

治法：川枳实四钱，川厚朴二钱，桃仁二钱，川军二钱，元明粉二钱，牙皂二钱，全当归一两，肉花苁蓉四钱，滑石粉三钱，竹叶钱半，引用升麻三分。

【审查意见】既润且下，如增水推舟，一往无阻。但只有大便不通，无潮热、神烦、谵语等症者，枳实、川朴、大黄、桃仁、元明粉、牙皂等各用一钱即可，原方分量太重，宜减少为是。

（11）大便不通第十一方

治法：柏木陈棺材板一块，砂锅一个，将柏木在砂锅内烧之。人坐其上即通。

【审查意见】此法太笨，效亦不确。

（12）大便不通第十二方

治法：尿圪蜘焙黄为末，黄酒送下。

【审查意见】尿圪蟟不洁殊甚，切不可用。

13. 肠痈

（1）治肠痈方

治法：苏叶、陈皮、乌药、槟榔、黄芩各二钱，白芍、丹皮、香附各三钱，半夏、沉香、甘草各钱半，谷麦芽三钱，黄连一钱，生姜三片，先服香连丸三钱。

【审查意见】此症肠中积热，血瘀而生肿疡之症也。宜先用大剂凉血清燥之品，如大黄、枳实、元明粉、桃仁、黄芩、黄连、栀子、生地、甘草、干姜、川朴之类，以下热邪。再服养阴、活血、化气之类，以去余热。若此方则不切。

14. 食厥

（1）食厥方

主治：大人小儿，食积生痰，发痉，面肌及眼唇抽搐不已，或口作流，脉乱，苔腻，神识不知。此平素多食甜腻，再感冷风刺激，致汗液不能排泄，疾随气升，肺窍被塞，口不能言。

治法：用炒过食盐一汤匙，以水一碗半冲开，大约咸味适中。用厚竹片撬开其口，将盐汤灌下。每灌十匙，略停四五分钟，再带温灌之。倘气急促，多少不拘。大约五岁内半饭碗，十岁内一碗，十五岁一碗半。气不急促，再取鹅翎探喉中取，吐去其痰湿为要。平定后用细石菖蒲根三钱，打开，煎汤服之；或加莱菔汁一杯；或再用薄荷一钱，同煎；或冲入小儿回春丹三分，亦可。

【审查意见】食厥之症，因内有停食，复受外感，神经脑髓骤被刺激，于是卒然昏仆，无异中风。治法，首宜开窍取嚏，并刺中脘、三里，以行胃气。待神识醒后，再施疏风消食之法。此法盐汤探吐，既属不便，且不中肯，非救急治法也。

(九) 生殖器病

1. 遗精

(1) 遗精第一方

治法：熟地四钱，山萸二钱，山药二钱，丹皮钱半，泽泻钱半，云苓二钱，牛膝一钱，车前子一钱，附子一钱，肉桂六分，煎汤服。

【审查意见】此金匮生肾气丸原方，功专利水。遗精于膀胱或尿道疾患而宜利尿者，可用。其余他原因之遗精，均难奏效。未可执迷误事。

(2) 遗精第二方

治法：韭菜子三钱（烧灰），白水送下。

【审查意见】此遗精通行单方。其药理虽尚不明，但以虚寒患者为宜。有热者，切不可用。

(3) 遗精第三方

治法：韭菜料三钱，烧炭存性，酒冲服。

【审查意见】韭菜料疑是全部韭菜之称，其功用与子略同，但一般用子者多，鲜有用全料者。

(4) 遗精第四方

治法：熟地八钱，山药四钱，山萸四钱，粉丹皮三钱半，云苓三钱半，泽泻三钱，五味子四钱（生蜜拌），黄柏四钱（水炒），共捣细末，蜜丸，每服三钱，开水下。

【审查意见】此方以知柏地黄丸为主，药品复杂，其病证殊难捉摸。大抵阴虚发热者，或可用之。

(5) 遗精第五方

治法：龙骨三钱（研碎），沸水冲服。

【审查意见】龙骨收敛之效甚佳，遗精亦多常用。此方单用一味，病清浅而单纯者有效。

(6) 遗精第六方

治法：人中白一钱，熟军一钱，灯心钱半，猪脊髓三钱，水煎，温服。

【审查意见】猪脊髓滋润生津，余药清热通便，实对症者可用。但能否治愈遗精，尚待研究，因非治遗精专药也。

(7) 遗精第七方

治法：草薢三钱，龙骨五钱，牡蛎三钱，锁阳三钱，益智三钱，赤苓三钱，泽泻二钱，赤石脂二钱，通草二钱，水煎，温服。

【审查意见】不兼其他疾患，而有虚寒征象者可用。

(8) 遗精第八方

治法：酒蒸枸杞、金樱子（焙）、山楂肉（炒）、石莲肉（炒）、莲须（焙）、九制熟地（焙）、芡实粉（炒）、白茯苓、酒当归各等分，共为细末，蜜丸，如桐子大。每服三钱，空心白汤送下。

【审查意见】阴虚者可用。

(9) 遗精第九方

治法：金樱子一两，以水煎服。

【审查意见】金樱子原是固精之品，但以一味而治遗精，恐难见效。且遗精又有梦遗、滑精之别，岂能专以一味固涩之品而概治之？

(10) 遗精第十方

治法：年久便壶一个，红枣若干，将枣装满便壶，浸入沸水煮熟，取出晒干，随时服食。

【审查意见】效否尚须研究。惟红枣内服，令人胸满便秘。有胃肠病者，宜注意之。便壶煮红枣，治遗精症不切，此方不适用。

2. 淋浊

（1）白浊方

治法：星星草、竹叶、车前子，煎服。

【审查意见】星星草疑是土名，不详何药。竹叶、车前子，清凉利小便，轻度白浊或有效。

（2）血淋方

治法：川萆薢三钱，石菖蒲二钱，滑石三钱，瞿麦二钱，冬葵子钱半，萹蓄二钱，大蓟二钱，连翘五钱，银花五钱，当归尾三钱，木通二钱，熟军三钱，草梢三钱，竹叶引，水煎服。

【审查意见】急性淋病，体温升腾者，用之有效。

3. 锁阳

（1）锁阳方

治法：先用葱白寸半长者七节，捣烂，铜勺内炒热，摊布上，贴脐下，用白布蒙盖，再用葱白七节，生姜少许，煎服。

【审查意见】葱白炒热，外敷脐部，有兴奋下焦作用。锁阳因于寒者可用。

（2）脱阳方

治法：脐下六寸，左右各开一寸半处，各灸三壮即愈。

【审查意见】脐下六寸左右各一寸半处，是横骨穴。灸此处以治脱阳，故能取效。但不若再灸关元、气海等处，见效更速。

4. 疝气

（1）疝气第一方

治法：火石二钱（即古时乡间敲石取火之石），用河水二碗，煎汤去渣，取水服之。服后十二小时，必有血块或红筋等由小便而出，即病根除去之象。如未愈者，再作一服，便能断根。

【审查意见】服火石汤，能令小便出血，又能根治疝气？毕竟确否，尚待研究。

（2）疝气第二方

治法：赤茯苓一两①，薏米一两，白术五钱，橘皮五钱，水煎服。

【审查意见】有寒湿者可用，橘皮易以橘核较妥。

（3）疝气第三方

治法：白术三钱，茯苓二钱，猪苓二钱，泽泻二钱，木通一钱，橘核三钱，肉桂五分，川楝子钱半（去核），木香五分（另冲），荔枝核二钱，水煎服。湿重加汉防己一钱；寒重加制附子一钱，炮姜钱半。

【审查意见】此亦疝气兼寒湿者方。

（4）疝气第四方

治法：当归四钱，杭白芍三钱，橘核三钱，昆布三钱，木通三钱，木香三钱，胡芦巴二钱，铁梨寨一个，甘草二钱。

【审查意见】铁梨寨不详何物。余药有热者，忌用。

（5）疝气第五方

治法：荔枝核七枚，火煅存性，研细末，黄酒冲之。

【审查意见】荔枝核历来为治疝专药，而疝又有脱阳证与肌肉疝痛之分，古人统名曰疝，殊欠清晰。究竟荔枝核治疝效否，抑治何种疝症？编者意见，以治脱阳疝为准。

（6）疝气灸法

治法：大敦穴，脐下寸半，左右各开寸半处，各灸三壮。

---

① 原文为"赤茯苓各一两"，疑有缺漏。

【审查意见】大敦穴在足大趾端,去爪甲如韭叶及三毛中。《千金方》谓灸气海(脐下寸半)、关元(脐下三寸)、大巨(脐旁下各二寸)、大敦等穴主小腹疝气、卒暴痛、癫疝等症。与此处灸法,大致相同,或可有效。

(7)疝气第七方

治法:茴香五钱(炒),青皮四钱(醋炒),荔枝四钱(去皮),水煎服。

【审查意见】小腹疝痛,无热候者可用。用量临症斟酌。

(8)疝气第八方

治法:取大道上之尘土,用多年之老陈醋,做成窝形,烤干,就热安于患处。

【审查意见】此热罨法,还纳性脱阳证有效,睾丸炎亦可以用。尘土杂质菌集,流弊滋多,易以谷糠麸皮之类为妥,或以白面调制亦可。

(9)疝气第九方

治法:龙眼核、荔枝核、小茴香各等份(焙),共研细末为丸。早起空心服一丸,黄酒送下。

【审查意见】有寒证者可用,发热者不宜。

(10)疝气第十方

治法:广木香五钱,乳香八钱,没药八钱,大附子五钱,小茴香一钱,川楝子八钱,元胡五钱,全蝎四钱,党参一两,共为细末,好酒打糊为丸,如梧桐子大。每服一钱,空心黄酒送下。

【审查意见】此亦辛燥温热之剂,热证忌用。证属寒湿凝滞者可用。

(11)疝气第十一方

治法:屋顶瓦缝内草红枣三枚,水煎。用生白布蘸水洗之。

【审查意见】所用药品不详。但此症发作后，令患者绝对安静休息，虽不药亦能自愈。非必俟药物之力耳。

（12）疝气第十二方

治法：马连花二两（九蒸），小黑豆二两，水煎服。

【审查意见】马连花不详，疑似马兰花之讹。

（13）疝气第十三方

主治：外肾肿痛诸般疝气。

治法：木香、乳没、附子一个（面裹火煨），小茴香（盐炒）、柴胡、全蝎、人参各等份，为末。好酒打糊为丸，桐子大。每服百丸，空心黄酒下。

【审查意见】此方用温肾降肝之品，又兼全蝎，和缓神经之拘急。治寒疝有效。

（14）疝气第十四方

治法：荔枝核一两，制硫黄一钱，陈皮五钱，共研细末，小米饭丸，如桐子大。每晚开水空心服五分。

【审查意见】此方太嫌温燥，非寒湿重者不可用。

（15）疝气第十五方

治法：猪苓、小茴香各三钱，研末，黄酒冲服，每服二分。

【审查意见】方虽有效，但茴香分量太重，宜减半用之。

（16）疝气第十六方

治法：鸡蛋一枚，川芎三钱（研末）。将蛋开一小孔，去清留黄，将川芎末入蛋内，以白纸封口，烘干研末，黄酒冲服。

（17）疝气第十七方

治法：白扁豆四两（炒研），白糖四两，和匀，开水冲服。

【审查意见】以上二方，功效确否，尚待研究。但方中药味,皆与疝证无关,用以治疝,恐系讹传之误。

(18) 疝气第十八方

治法:鸽子粪炒热,分装布囊,更替按于下腹。轻者一次,重者二三次即愈。

【审查意见】此法无论脱阳证与小腹疝痛,均可用之。用后亦可减轻痛苦,但不能根本治愈。仍宜再施相当疗法,以求根治。此法可用以辅佐可也。

(19) 疝气第十九方

治法:川楝子四钱,蓖麻子一钱,白古月七枚,大料一钱,小茴香五分,共研细末,用鸡蛋一个,开一小口,将药装入,用药棉包裹,干草烧热,将皮蛋取净研末。加生姜少许,用黄酒冲服。

【审查意见】白古月是白胡椒面,大料是烹饪用以调味之花椒、大茴、良姜等混合物。未审确否,此亦辛燥温热之剂。蓖麻子又有通便作用,如非腹部疝痛,兼有大便秘结者,不可轻用。发热及体弱者,尤不可用。

(20) 疝气第二十方

治法:茴香、桃仁各三钱,研末,白水冲服。

【审查意见】小腹疝痛,不发热者可用。茴香分量太重,入煎剂每次最多不能过五分,切记切记。如分量太多,防其中毒,不可不慎。

(十) 泌尿病

1. 小便不通

(1) 小便不通第一方

治法:白菜心一个(拧汁),一天一服,数日即愈。

【审查意见】白菜心治小便不利,亦是便方。效否,尚待试验。

（2）小便不通第二方

治法：石竹花根，若干分量。视病情而定，将花根焙干，碾成焦面，就手吞服用，开水送下。如非大症，用黄酒送下为妙。

【审查意见】石竹花即是瞿麦，性寒能利小便。用根焙焦，又加黄酒，或能减少其寒凝之性。是否有效，尚待试验。

（3）小便不通第三方

治法：生杏仁七个（去皮尖，研细），用米汤冲服，即愈。

【审查意见】杏仁能舒畅肺气，取治上以通下之意。能否有效，尚不敢必。

（4）治幽门气滞不通方

治法：肚腹疼痛，大小便不通，危在旦夕，用针刺之。以八分小圆针针幽门穴，用生麝香五分，煨甘遂一钱，米糊为丸，用开水服。

【审查意见】麝香能通诸经，甘遂有行水之功。先针幽门，再用此二味为丸，服之以治此症，理当有效。但性峻不可多服。又：甘遂与甘草相反，服甘遂后，宜忌甘草。

（5）小便不通第五方

治法：一个小蛇，白占月七颗，占月入蛇腹内。再鸡蛋一颗，打小穴，将蛇投入，纸封口，泥涂，焙干，研面，黄酒送下。

【审查意见】此方用白占月（即白胡椒）性热，能散寒，蛇善通利，治寒症小便不利，似亦有理。但一个鸡蛋中，难容一条小蛇，实属可疑。治小便不利之方甚多，何必用此等药，存疑待考。

（6）小便不通第六方

治法：生酒合水各半，大茴香不拘分量，芒硝二分。先

二、内科

将生酒合水煎大茴香,煎好,再入芒硝服之,极效。

【审查意见】此方用生酒与大茴,亦是治寒症小便不利,或能有效。否则不可用也。

(7) 小便不通第七方

治法:茯苓、栀子、茵陈、木通、泽泻、车前、猪苓、肉桂、甘草各等分,灯心、竹叶为引。

【审查意见】此方于清热利水之中,加入肉桂,方意颇佳,可备试用。

(8) 小便不通第八方

治法:旧草帽圈一个,煎服即愈。

【审查意见】此用旧草帽圈,以治小便不利。此种便方,即使无效,亦并无害,但须洗净为妥。

(9) 小便不通第九方

治法:鲜高粱花(若干份,视病势而定),用水煎服。

【审查意见】此高粱花治小便不通,恐无甚效验。姑录之以待试验。

(10) 小便不通第十方

治法:小便不通有何难,不用庸医说再三,萹蓄水煎连口咽,方知此法不虚传。

【审查意见】作此歌者,不知是何人。小便不利之种类甚多,宜分其虚实寒热而治之。萹蓄虽能利水,然当以证候为主,不能一概浪施。

(11) 小便不通第十一方(康宁镇村民赵知卿传方)

治法:用瞿麦四钱,萹蓄三钱,甘草一钱,滑石二钱,大黄三钱,用水煎,空心服,屡验。

【审查意见】此方能治火滞,小便不利之症。否则不可用也。但甘草宜用生草,大黄宜用一钱即可,太多必致大便下泻,小便反少。

(12) 小便不通第十二方

治法：瞿麦二钱，萹蓄三钱，车前子三钱，滑石钱半，木通二钱，山栀钱半，泽泻二钱，甘草二钱，竹叶、灯心为引，水煎服。

【审查意见】此方一派清水之品，内热小便不利者可用。

(13) 癃闭方

治法：麻黄六钱，滑石五钱，杏仁三钱，水煎热服，覆被取汗。

【审查意见】此方因有外感，以致小便不利，或可用。但麻黄不可用至六钱之多，宜三五分可也。

(14) 小便不通第十四方

主治：膀胱有火以致小腹胀满，小便闭塞。

治法：地肤子三钱，车前子三钱，早晚空心，水煎，温服。

【审查意见】此方用地肤子、车前子原本清火利水之品。但小腹胀满，内热甚重，二味尚嫌分量太小。

(15) 小便不通第十五方

治法：松茅二两，白酒二两，水煎，温服。

【审查意见】松茅是松树之叶，原有通便之功。白酒有善行之力，但酒能燃火，其性热可知。治寒症小便不利或可。因热者不宜。

(16) 小便不通第十六方

主治：口渴，津液不上升。

治法：茯苓、白术、猪苓、泽泻、桂枝各二钱，水煎服。

【审查意见】此仲景之五苓散也，内有停水，小便不利，身发寒热，舌苔白腻而口渴者可用。

（17）小便不通第十七方

主治：男女小便成癃。

治法：葱白一斤或半斤，麝香五分或三分。将葱白挫细，入麝香拌匀，用稍沙之白布二块，分包，摊置脐上。先以炭火熨斗熨之，半炷香时，换一包，以冷水熨斗熨之，互相迟熨，以尿通为度。

【审查意见】此外治之法，葱白、麝香性热能通，又以热熨斗熨之，或能有效。冷水熨斗，以脐下内热者为宜，否则不可妄用。

（18）小便不通第十八方

治法：大黄、瞿麦、木通、滑石各二钱，车前、山栀、甘草各钱半，水煎，空心服。

【审查意见】此方用一派寒下之品，果系因热大小便不通，理当有效。如因寒者，切不可用。

（19）小便不通第十九方

治法：用通肺窍之药，加当归二钱，贝母五钱，黄芩二钱，泽泻二钱，煎汤饮之。

【审查意见】此方用通肺窍之品，加以当归、贝母等治小便不利，是用宣上达下之意。果系肺气壅塞，亦能有效。通肺之药，加桔梗、马兜铃、紫菀、苏叶等。

（20）小便不通第二十方

治法：蝼蛄十个，无灰酒四两。并无特别炮制之法，先将蝼蛄研末，再将灰酒煨热，调合一处。二日服一分，服过三次即愈。

【审查意见】蝼蛄能通，无灰酒能行能散，有通散膀胱之意，利水有效。但性猛，不可多服，用十个太多。

（21）小便不通第二十一方

治法：冰片少许，将冰片研细，涂于小便口上即愈。

【审查意见】冰片性寒，涂于小便之口，以清其热，果系火滞或能愈之。

（22）小便不通第二十二方

治法：麻骨一两，浓煎汤服之。

【审查意见】麻骨，想是麻秆。此亦便方，用亦无害，有效与否，尚待试验。

（23）小便不通第二十三方

治法：小便终朝难行下，莒苣一味捣成泥，将来做饼脐中贴，能使泉流得应时。

【审查意见】莒苣疑即白苣子，有通水分之性，做饼贴脐或能有效。编者未曾实验，不敢妄断。

（24）小便不通第二十四方

治法：陈草帽三钱，车前子二钱，木通二钱，煎汤，在食前服。

【审查意见】此方有清热利水之效。

（25）小便不通第二十五方

治法：黄柏钱半，知母钱半，紫油桂五分，水煎服。

【审查意见】此淋症，因湿热者，用本方可治。因花柳病毒者，用此方无效。

（26）小便不通第二十六方

治法：鸡子一颗，白胡椒七粒。将鸡子开一小孔，再将胡椒装入，以黄土泥封固，用火熏干后，去泥与壳，研末。用黄酒冲服。治过多人均验。

【审查意见】此方是人常用之法，治淋症或能见效，不能治小便不通也。

（27）小便不通第二十七方

治法：用槐白皮二两，煎服治，日服二次。

【审查意见】此是便方，尚待考验。

(28) 小便不通第二十八方

治法：石花、瓦松、车前子、谷芽各一钱，水煎服。

【审查意见】可备试用。

(29) 小便不通第二十九方

治法：猩猩草三钱，水熬，服之即通。

【审查意见】药品不详，待考。

2. 尿血

(1) 治小便尿血不止方

治法：鹿茸片二钱，生地黄二钱，当归一钱，冬葵子三钱，蒲黄一钱。冬葵子、蒲黄炒黄，连同上药研末。用酒引，服之效。

【审查意见】此方治阴虚血滞之尿血有效，但必须除去鹿茸方妥，因鹿茸在补脑，与尿血无关也。

3. 尿白

(1) 下寒尿白方

治法：黄酒三两，葱白三根，冰糖一两，竹叶少许，水煎服。

【审查意见】黄酒、葱白性热能散寒，冰糖、竹叶能利小便。虽是便方，有益无害。

(2) 尿血第二方

治法：瞿麦五钱，滑石三钱，益智仁二钱，车前三钱，国老二钱，海金沙三钱，川草薢五钱，水煎，温服。

【审查意见】尿白原是精管不通，亦有兼寒湿而成。此方有通利温肾之品，轻症有效。

(3) 尿血第三方

治法：防风二钱，荆芥二钱，透骨草二钱，鬼圪针二钱，鸽子粪公母各七个。先将药材焙干，研面；鸽子粪焙为黄色，研面；于临卧时，以黄酒冲服（黄酒随人酌量），出汗后必愈。

【审查意见】尿白原是精管不通,虽有外感风邪,亦兼内有寒湿而成。此方有散风之药,而无除湿之品,且鬼圪针不详待考。本方治尿白不切。

4. 小便频数

(1) 小便频数用秘泉法

治法:古方桑螵蛸壳一钱,水煎三剂痊愈。

【审查意见】桑螵蛸原能治小便频数,但不若合益智仁为妙。

三、妇科

（一）调经门

1. 调经第一方

治法：丹参五钱，晒干为末，酒下。

【审查意见】古医有云：一味丹参，功同四物。虽属过信之词，然本药活血调经，确有卓效。为末酒下，尤擅温通之功，允为调经简妙之方。

2. 调经第二方

治法：干丝瓜，烧灰存性，研末，酒下。

【审查意见】此方曾见方书单方中。然调经是否有效，未敢确定，存疑以待。

3. 交加地黄丸

主治：月经不调，血块气痞腹疼。

治法：生地一斤（捣汁存渣），老生姜二两（捣汁存渣），延胡、当归、川芎、白芍各二两，没药、木香各一两，桃仁、人参各五钱，香附半斤，共为末。先以姜汁浸地黄渣，地黄汁浸生姜渣，晒干汁尽，共十一味，作一处，晒干研细，醋糊丸，梧子大。每服三钱，空心姜汤下。

【审查意见】此方通中寓补，活血调气，尤妙在交加互浸，洵属调经之良方。

4. 七制香附丸

主治：月经不调，结成微瘕或骨蒸发热。

治法：香附米十四两分匀七份，一同当归二两，酒浸；一同延胡、川芎各一两，水浸；一同蓬术二两，童便浸；一同三棱、柴胡各一两，醋浸；一同丹皮、艾叶各一两，米泔浸；一同红花、乌梅各一两，盐水浸；一同乌药二两，米泔浸。各浸春五，夏三，秋七，冬十日，晒干。只取香附为末，以浸药汁打糊为丸，如柏子大。临卧，黄酒下八十丸。

【审查意见】此方药性温热，治寒湿痛经则可，治内热骨蒸不切。

5. 调经第五方

治法：当归一斤，川芎四两，牛膝四两（烧灰），共为细末，炼蜜为丸，梧子大。每早服三钱，开水下。

【审查意见】经行不利可用，其他无效。

6. 调经第六方

治法：当归、白芍、白术、茯神、甘草、柴胡各一钱，生姜引，水煎服。

【审查意见】此逍遥散法也，治因郁闷而起之经行不匀，尚属良剂。

7. 调经第七方

主治：经血不调，不受孕等症。

治法：小茴香十粒（炒），干姜三钱（炒），元胡、没药各一钱，当归三钱，川芎、官桂各一钱，赤芍二钱，蒲黄三钱，灵脂二钱。

【审查意见】此温通活血药。脉搏迟滞，腹刺痛，苔白不渴者宜用。

8. 调经第八方

治法：当归、生地各三钱，酒芍二钱，川芎、香附、醋炒大黄、青皮、桃仁、红花、牡丹皮各一钱，水煎服。

说明：四物汤是补血的，醋炒大黄是通滞的，香附调气的，桃仁、红花、丹皮破血的。一面补血，一面破瘀，是通经最确的方法。

【审查意见】此治经行不利之通套方法。

三、妇科

9. 胡金鳞方

主治：妇女动任虚损，月事不调，或前或后，乍多乍少，小腹急痛，经色不正者，并皆治之。

治法：金香附半斤（用童便浸制二两，用食盐浸制二两，用酒浸制二两，陈醋浸制二两），熟地黄四两，贡芍四两（炒），山萸肉二两（去核），天孛片二两，当归片二两，川芎二两，阿胶珠二两，元胡索一两，小茴香一两（盐制）。

制法：以上十味药品，共为细末，用水作为小丸。

金香附补血、润燥、行络、消积；熟地强肾水补真阴；炒贡芍乃肝脾血分之首药，和血缓中；山萸肉助阴扶阳；天孛片益脾利窍、宁心益脾；当归为血中之血药；川芎乃血中之气药，和血行气；阿胶珠清肺养肝，补阴血之不足和经行之不调；元胡索治气清血凝，上下内外诸痛；小茴香性热理气，有纯阳之力，暖丹田、命门，盐制入肾。

夫人一饮一食，皆有常度。用药之事，当分钱数。人有疾病，以药求生。如病者在未用药之先，安心定气，去忧就欢，则清升浊降，阴阳可分。气血调和，服之则灵，即可除。早晚空心服二次，每服二钱，米汤为引，手续亦不乱也。

又曰，余读圣贤之书，略知坤道之源。夫女子二七而天癸至，任脉通，太动脉盛。月事以时下，如月盈则亏交，乃七七而天癸绝，动任衰，地道不通，月事渐止，则有缺月无盈也。大凡阴阳调，百病除，此坤之常也。吾则治一妇人，月事或前或后年多年少，面皮黄瘦，饮食减少，少腹不时而痛，按之即止。诊断脉气曰浮大沉细，左关涩小，两尺具备。究问其源，皆因怒气所。遂服此香附调经丸，不月而经脉和，气血调病，乃愈。得此病者，服此药可也。

【审查意见】此为滋养性之调经药。凡经行退后，色淡量少，腰困乏力，经后腹痛者，服之必佳。惟天字片不知为何药之别名，待考。

10. 调经第十方

主治：妇女经期，六月不至，少腹有积成块，坚硬如石，其大如碗，脉数，面黄肌瘦，饮食减少，其内必干血，服此方三剂即愈。

治法：生黄芪三钱，野党参、白术各三钱，生山药五钱，生白芍三钱，天花粉三钱，知母一钱，京三棱五分，蓬莪术五分，鸡内金三钱，南红花一分，为引。

【审查意见】此治胃肠。须有精神倦怠，食少便秘之消化器病，缓行腹痛之月经病，乃为用本方之候。

11. 调经第十一方

治法：黑豆五两（炒焦研碎），苏木少许，煎汤，送豆末三钱。

【审查意见】此方甚佳，尤宜于虚痛者。

12. 先期饮

治法：川羌活、防风各五分，柴胡、升麻各二分，生地五钱，当归二钱，杭芍三钱，栀子、黄芩各钱半，砂仁二钱，党参三钱，炙草一钱。竹茹为引。

此方治妇人经水先期而至，或十日，或二十日即行一次，每次至八九日始止。查治经水先期而至，前人有以血热则沸，用凉药以清之者；有以气虚不能摄血，用温药以补之者，然或有效或无效。盖经水先期之散，因感受风寒。若止以凉药清热，必寒其胃；温药补虚，必阻其气，恐发生他症。此方开三阳之表，则内热者，火有出路；内虚者，气亦升提。又加以清热补虚之品，虽不止血，而其血自止。即可不先期来也。

【审查意见】经水先期，古人谓为血热则沸，临床上确亦多见。若谓"多因受风寒"，岂非臆断？羌、防、升、柴，究属不切，应删去乃妥。

13. 后期饮

治法：厚朴三钱，枳实二钱，川芎、当归各二钱，生地三钱，苍术二钱，陈皮、炙草各钱半，牛膝、茜草各二钱，桂枝、柴胡各钱半，生姜引。

此方治妇人经水过期无定日，或六七十日，或八九十日始行一次。世医治此症，往往以血少腹痛为不足，血多腹痛为有余。甚至不问其有余不足，而专用破血之药为主，以至暗伤经血。抑知经之所以过期者，由气之不行也。此方用破血行气之品，加入通经之剂。气行血自流，有余则能通，不足者亦顺，其血自然按期而下矣。

【审查意见】议论偏僻，方中且少通血药，体肥有湿痰者尚可用。

14. 调经种子丹

主治：妇人经血不调，经前后腹痛，数月或经年不见，恐成血膨者。

治法：当归、香附、柴胡、元胡、广木香、枳壳、白芍、白术、云苓、甘草、丹皮、栀子、薄荷、厚朴、川红花、益母草、沉香、陈皮、半夏、郁金各等分，炼蜜为丸。

【审查意见】杂乱无章，不足为法，非调经之法也。应删去薄荷、柴胡、白术、甘草、山栀，加入桃仁、台乌、茜草等则佳。

15. 调经第十五方

主治：经前腹痛，气滞血凝。

治法：乌药二钱，砂仁钱半，元胡钱半，草片一钱，木香钱半，香附二钱，槟榔二钱。

【审查意见】此方行血疏气，面面周到，为痛经之妙方，但草片不详。

16. 调经第十六方

主治：妇人阳虚阴盛，冷结胞门，血不归经，有时而痛。

治法：人参三钱，炙芪二钱，杭芍二钱，土白术二钱，制附子钱半，上肉桂钱半，干姜钱半，砂仁钱半，茯苓三钱，姜黄片钱半，水煎，温服。

【审查意见】此治血室虚寒，兼腹冷痛，倦怠乏力。

17. 经闭第一方

治法：白凤仙花（俗名茜草花），秋海棠叶（须叶之阴面叶脉系红色），鲜橘络（即橘皮内与橘相连之白丝），以上三药，不拘多少，以黄酒煎汤饮之。

【审查意见】有通血之效，可备一试。

18. 调经第十八方

主治：专治妇人阴虚火旺，经血短少，甚至干枯，血不行者。

治法：酒当归四钱，九熟地三钱，阿胶珠二钱，粉丹皮二钱，降香二钱，香附三钱，桔梗二钱，甘草八分，水煎，温服。

【审查意见】阴虚火旺之本征，六脉细数，夜热口干。降香、香附，似嫌过重，则不免愈伤阴血，宜减去不用。再加生地、玄参、桃仁、红花等方妥。

19. 调经第十九方

主治：妇女血行不止。

治法：西洋参二钱，汉三七二钱，真阿胶二钱，焦白术二钱，焦白芍三钱，当归三钱，地榆二钱，炒芥穗三分，粉丹皮二钱，吴茱萸二钱，甘草钱，百草霜一钱，童便一杯，墨汁一小盅，兑药服。

【审查意见】黑芥穗太多,吴茱萸不切,应删。

20. 调经第二十方

治法:桃仁、红花二钱,焙黄,研末,黄酒送下。

【审查意见】此逐瘀习用之药,滞而欠通者可用。

21. 经闭第二方

治法:大黄四钱,制附子三钱,桃仁三钱。

【审查意见】果尔血滞经闭,兼之体壮而子宫有沉寒,脉搏沉滞者可用。否则切勿轻尝。

(二) 白带

1. 白带第一方

治法:酒炒白芍五钱,干姜一钱,研末,分三次,空心,米汤送下。

【审查意见】白带为由宫腔分泌之白浊液,为妇女最多而最顽固之病。如仅系白带,无全身病者,可用洗涤方法,其效较为简切。此方有健胃平肝之功,治带久中寒者,或可有效。

2. 白带第二方

治法:木鳖子隔纸炒去油,蛇床子、良姜各等分,研末蜜丸,重六七分。将药一丸,纳阴户内,白带自出。次日再纳,二三日带净病愈。

【审查意见】此方宜慎用。须防良姜刺激,又发炎之害。

3. 白带第三方

治法:白鸡冠花,水煎服。

4. 白带第四方

治法:白术二钱,土炒山药二钱,野党参钱半,杭白芍三钱,苍术分半,车前子钱,黑芥穗分半,柴胡八分,老陈皮钱半,茯苓二钱半,甘草一钱,白果十粒(去皮)作引。

【审查意见】白冠花无足轻重之方也。次方,补中燥湿、利水升陷，恰合气虚有湿之白带治法，足资备用。

5. 白带第五方

治法：石灰一两，白茯苓三两，共研细末，水为丸，每服三十丸，空心，白汤送下。

【审查意见】此方制法不详。如用此方做丸，绝不可服，应删去。

6. 白带第六方

治法：土炒白术、苍术、山药、白果二十个（去皮），陈皮三钱，酒白芍三钱，车前子二钱（酒炒），柴胡六分，甘草三分，水煎服。

【审查意见】白果宜少用，车前子不宜酒炒。

7. 白带第七方

主治：妇科带症，肝郁脾湿，流白不止。

治法：土白术一两，怀山药一两，人参二钱，杭白芍五钱，车前子、苍术三钱，甘草一钱，陈皮一钱，芥穗五钱，柴胡六钱。

【审查意见】方药功在燥湿，有湿者可用。惟芥穗、柴胡过重，宜以一钱即可。人参之用，以有虚象者为适应，否则防其滞邪。

8. 白带第八方

治法：天覆花三钱（阴干），核桃三枚（火烧），将天覆花研末，纳核桃于内，研碎，黄酒送下。

【审查意见】天覆花不知为何药之别名，存疑待考。

9. 白带第九方

治法：陈丝萝底一块，女发数根，二味焚透成灰，用水送下。

【审查意见】此方治血漏尚可，白带则效不确。

10. 白带第十方

治法：白果三钱，红糖三钱，滚水煎服。

11. 妇女赤白带方

治法：炒山药一两，茯苓五钱，焦白术钱半，粉芡实一两，盐黄柏三钱，巴戟天、白果十个（去皮），童便一盅，白水煎服。

【审查意见】此白带套方，应加利湿之药，如茯苓、泽泻、苡米之类。

12. 和络双补丸

主治：妇人气血不和，血海干枯，赤白带下，渐成虚劳者。

治法：人参、鹿茸、远志、枣仁、当归、广木香、炙草、炙芪、茯神、龙眼肉、白术、茯苓、九地、山萸肉、山药、五味子、麦冬、杭芍、丹皮、泽泻各等分，为末，炼蜜为丸。

13. 白带第十三方

主治：妇人白带，身体潮热，肚腹疼痛。

治法：当归五钱，川芎二钱，朱云苓二钱，白果三钱，党参二钱，盐苁蓉三钱，扁豆三钱，白术二钱，炙草一钱，水三盅，煎一盅，空心服。

【审查意见】以上二方，偏行补涩，应施于白带之久而虚者。

（三）血崩

1. 血虚第一方

治法：生口芪一两，黑芥穗钱半，三七参一钱，研末，水煎服。

【审查意见】血虚血崩，其始由血漏、偶触相当之原因，血乃打下不止。斯时也，唯有止血为第一要，补气养血为第二要。于大剂止血之中，加以大量补齐升陷之品，多能得救。此方虽得补气止血之旨，然遇重症，究嫌力薄。可酌加阿胶、地榆、棕皮炭之类，则见效尤捷。

2. 血虚第二方

治法：陈棕灰，每服三钱。

【审查意见】止血套药，暂时有效。惟血止之后，须求其原因而治之。

3. 血虚第三方

治法：绵芪五钱，潞党参三钱，云苓片二钱，焦白术二钱，全当归三钱，粉甘草钱半，汉三七三钱，荆芥炭三钱，朱茯神半钱，炒远志钱半，水煎服。

【审查意见】三七之量太重，三七宜用八分，且不宜黄酒煎服。荆芥炭宜用五分，方中宜加阿胶、生地等。

4. 血虚第四方

治法：棉花籽铜锅内炒焦，烟尽为度（不可用铁锅），每服一钱，用好黄酒两杯送下。

【审查意见】黄酒能扩充血管，出血症皆不宜。果为脉搏沉细迟弱，舌质虚弱白胖大之虚寒崩症，宜于补气止血中，少佐炮姜为是，此方不切。

5. 血虚第五方

治法：人参一钱，白术钱半，茯神二钱，枣仁一钱，黄芪二钱，龙眼肉钱半，自当归三钱（酒洗），远志二钱，广木香三钱，甘草一钱。

【审查意见】木香辛温香浓，治血脱症宜少用，三五分即可。方中少止血药，宜加阿胶、白芍、生地、棕炭、艾灰成剂。血脱不止，面色发白、少气倦怠者，加重参芪。

6. 血虚第六方

治法：大口芪五钱，全当归五钱，三七参五分。

【审查意见】此为治崩漏救急之妙方。用芪归之双补气血，以三七之善能通瘀止血者佐之，补而不腻，止而不滞，可为治崩漏之主方。宜加阿胶方妥。

7. 血虚第七方

主治：气郁血郁，血崩不止。

治法：酒洗当归一两，白术钱半，醋炒白芍一两，丹皮三钱，酒生地三钱，三七末五分，黑芥穗五分，柴胡五分，贯众炭三钱，甘草二钱。

【审查意见】气郁血崩之原理，因七情之不调，精神上之感动，而使血管运动神经，发生剧烈之变化。治当调摄其气，是为原因的疗法；佐以止血，乃为正规。查此方药品，与所列主治气郁不符，但确有止血之功，血崩恐不胜任，血漏用之可也。

8. 血虚第八方

治法：炙地榆、椿皮各一钱，以醋煎服。

【审查意见】漏症尚可，崩症其力不逮。又，醋宜煎成后，冲入少许（约二三分重，最多不可过一钱），不可纯用醋煎，切记。

9. 血虚第九方

治法：自当归一两，炙口芪一两，三七参五分（研末），大西洋参五钱，川芎三钱，水煎服。

【审查意见】川芎辛窜，非血崩症所宜，应删去。宜加白芍、阿胶等。

10. 血虚第十方

治法：大熟地一两，白术钱半，黄芪三钱，人参三钱，当归五钱，炮姜一钱。

【审查意见】此方为治虚寒崩症治主方，即脉搏沉迟细弱，面色㿠白，舌质胖大而色淡，少气不足以息。无此症而用之，则害立见，慎之。（编者按：炮姜宜用炭为妥）

11. 血虚第十一方

治法：大熟地一两，焦术钱半，台参三钱，炙芪三钱，炮姜炭二钱。

【审查意见】此与前方仅少当归一味，炮姜较重，主治同前。

12. 人参补血汤

主治：专治妇女崩漏下血不止，血晕不醒人事，速服此药。

治法：西洋参三钱，炒白术三钱，广皮二钱（不带黑点），杭芍二钱，五灵脂三钱（用新锅炒黑），熟地黄五钱（用童便浸过三日），地榆皮二钱半，川芎片二钱（酒炙），当归尾二钱，炙粉草二钱，广砂仁末钱半（冲服）。

此药煎时，用过半数之水，熬至十分之四。病人吃药之时，侧卧在床或安稳立坐病室，不可热度太甚。亦不可与病人多谈杂言，以免病者惊悸，预防不测之弊。次将药汤和广砂仁末调匀服，候二三点钟，心清气爽，方可再服一剂，病可痊愈矣。

【审查意见】既为血崩，而用归尾、砂仁、川芎，皆属不切，应去之。

13. 血虚第十三方

主治：妇女血崩兼治男子便血。

治法：生口芪五钱，炒山药五钱，山萸肉五钱，茜草三钱，海螵蛸三钱（捣），煅龙骨三钱，煅牡蛎三钱，陈棕灰二钱，黑芥穗五分，五倍子一个（焙捣）。

凡服此药，龙骨务纯，山萸肉务须去核，五倍末务要药汁冲服。

【审查意见】补涩之中，佐以茜草行血止血，而无流弊，洵足取用。

14. 血虚第十四方

治法：用四物汤特将生地炒成炭，再加黑黄芩钱半，黑艾叶五分，黑芥穗五分，黑地榆二钱，高丽参引，用童便、黑姜五分，煎服。

【审查意见】此方止血之力甚大。其白术亦可炒黑用，余如阿胶等，亦应加入。

（四）不孕症

编者按：不孕，首常调经。经既调矣，而仍不孕，则当检其全体，有无潜伏病症。如有之，即治其病，病愈而尚不孕，则宜检查其子宫，有无畸形发育不全等症，是为求嗣之大法。俗以不孕概为寒冷，事投温热壮阳之品，渐至燥烁血液，津液涸槁，因是损其天年，可悲也夫。

1. 韩飞霞女金丹

主治：子宫虚寒不孕。

治法：白术、当归、川芎、赤石脂、白薇、丹皮、人参、延胡、白芍、藁本、肉桂、白茯苓、没药、甘草各一两。

上药除石脂、没药另研，余酒浸三日，焙干为末，足十五两。另加香附十五两，醋浸三日，略炒为末。方足三十两，蜜丸弹子大，瓷瓶收。每取七丸，鸡未鸣下一丸，以清茶漱喉细嚼，以酒或水下。服至四十丸为一剂，以经调受孕为度。

【审查意见】按：后注"焙干为末，足十五两"，查药仅十四味，每味一两，计十四两，其中必有脱落。至此方之功用，温通而已。视之为经行不利之调经方可也。治虚寒可用，治不孕不切。

2. 不孕第二方

主治：女人寒多热少，久无孕。

治法：四制香附一斤（去头、取中末半斤），酒当归、土炒白术各三两，川芎、丹皮、茯苓、益母草、黄芩、生熟地、臭椿根白皮、柴胡各二两，俱研末，醋糊丸，桐子大。每服三钱，空心下。

【审查意见】此亦调经之方，血虚而来无定期者可用。

（五）干血痨

1. 干血痨第一方

治法：全当归五钱，酒洗川芎八分，酒杭芍二钱，醋炒熟地一两，九蒸郁金一钱，醋炒干漆一钱，去油三棱一钱，醋炒莪术一钱，醋炒藏红花一钱，口芪七钱，柴胡八分，醋炒黄柏一盅。

【审查意见】此方用大量之补血药，加入种种醋炒之通瘀品，可为治干血痨之一法。惟郁金不宜九蒸，黄柏宜用二钱，用一盅不合适。

2. 干血痨第二方

治法：全猪肠一副，烧酸黄酒冲服三次（猪肠在新瓦上烧）。

【审查意见】单方偏方，往往如是。方意不明，无法审查，暂予存疑。

3. 干血痨第三方

治法：用陈米糠烧灰，每服三钱，黄酒、童便下，十日内行经。

【审查意见】用米糠或为取其维生素之故，然不宜烧灰。原件所载主治，功效不确。米糠之功效另论。

4. 干血痨第四方

治法：益母草六成、紫丹参四成，合熬之后，以纸滤过，再煎成膏，即得。每日空心服。

【审查意见】此通血之剂，轻者可期良效。

5. 干血痨第五方

治法：炙草三钱，陈黑豆二十九粒，桑叶七个，河水煎服。

【审查意见】痨症发热，至体虚不支之时，可以此为退热之剂。

6. 干血痨第六方

治法：黑豆一把，炒焦为末，苏木水送下。

（六）虚损症

1. 虚损第一方

主治：妇人诸虚百损、骨蒸、五劳七伤、四肢无力、经水不调等症。

治法：炙箭芪五钱，土白术四钱，当归三钱，白芍二钱半，寸冬二钱，贝母二钱，知母二钱，香附子二钱半，柴胡、条芩各二钱，苏薄荷二钱，甘枸杞二钱，引用生草，水煎服。

【审查意见】此方有补益解热之功，然亦不能包治万病。所言主治，大多不能符合，用此方者慎之。

2. 虚损第二方

主治：阴虚发烧，妇女痨病，久嗽泻肚。

治法：鹿茸二分，龟板二钱，台参一钱，枸杞二钱，川贝一钱，寸冬二钱，丹皮二钱，阿胶钱半，共为末，装锡壶内，每药一料，用阴阳水斤半，将壶放在内，煮一炷香。每早服五大酒杯。

【审查意见】所列主治，与方药尚合，滋阴补益，颇称佳法。

（七）下乳

1. 下乳第一方

治法：全当归五钱，炒川芎二钱，生芪三钱，麦冬二钱，花粉钱半，潞党参三钱，黑芝麻三钱，漏芦片一钱，王不留钱半，川红花三钱，水煎，食后服。

【审查意见】通乳之法。虚弱者补之，瘀滞者通之，此方二法咸得，可谓佳方。

2. 下乳第二方

治法：漏芦通二十二个，甲珠一钱，生芪八钱，当归六钱，王不留三钱。

【审查意见】通草之类，亦可加入。

3. 下乳第三方

治法：炙黄芪、酒当归各二钱，千头子钱半，北五味五钱，香附一钱，王不留钱半，寸冬三钱去心，党参钱半，甲珠钱半，黄酒引，水煎服。

【审查意见】五味子似太补敛，不如前二方精纯。千头子不详。

4. 下乳第四方

治法：酸枣根若干，分量视病情而定，水煎服，每日二三碗。

5. 下乳第五方

治法：绵黄芪五钱（蜜炙），当归二钱，山甲珠三钱，漏芦一钱，川续断一钱，通草钱半，甘草一钱，水煎服。

【审查意见】通乳妙方。若有虚热者，可加七星猪蹄数个。

（八）妇人杂症

1. 治女人淋症方

治法：香椿籽三钱，红糖五钱（红淋用白糖）。

【审查意见】女人淋症，与男子未尝不同，应诊察其症候而治之。此方不切。

2. 治妇人腰腿疼痛方

主治：妇人腰腿疼痛不能行走。

治法：林内紫蘑菇一二个，每日煮熟，连汤食。

【审查意见】腰腿疼痛，以松蘑菇为最良，焙干研末，黄酒送服。

3. 男女脱阳方

主治：男女行房不慎、误食生冷、小腹绞痛、指甲青黑，症现脱阳者用之。

治法：明白矾一钱，胡椒二分，黄丹八分，火硝一分。共为末，瓷瓶收贮。用时可将药末二三分，置于患者手心，用陈醋和浓，然后将阳物眼孔正对药水，以手握固，无论如何疼痛，不可松手。须臾，汗出即愈。（按：此方应列生殖器病门）

【审查意见】男女之交媾也，神经兴奋，百脉沸腾。交媾既终，应安心静养，以定其势。乃或啖以生冷，随将此余焰未灭之火，转而被冷直折之，故多现麻痹虚脱之状。方中系温热药品，取其兴奋之力。但临时配置不及，宜预制之。又：凡阴寒腹痛，挑填脐中，俱可应用，非必即此始可用也。

4. 木耳丸

此丸专治妇女老幼，腰腿疼痛，动作不便，甚至卧床三五年，不能反侧。服之无不见愈。惟青年妇女，服此愈后，恐于生产有碍。非不得已，不可轻服。

治法：白木耳一斤（洗净，火上焙干，研为细末，用丝罗罗过，每药一两），用糖料八钱，捣和为丸，每丸以五分为准。早晚每服一丸，用开水送下，或咀咽亦可。忌食醋及生冷。

【审查意见】此方曾用确效。但于青年妇女，有难产之虞。然又有谓纯黑木耳，则有碍；用白耳木则无碍。依原件中谓，不得已而用之可也。

5. 治乳痈初起方

治法：当归八钱，生芪五钱，金银花五钱，炙草钱八分，桔梗钱半，黄酒二碗，服八分，顿服。

【审查意见】乳痈初起，以瓜蒌散为最妙，但瓜蒌非重用无效。此方口芪于初起不切，宜加山甲片、制乳没等。

6. 治妇女乳疮方

治法：乳香、没药、蓝黛各三钱，雅梨二个，为末，敷患处。

【审查意见】此方敷疮，能消肿止痛，不必一定乳疮也。蓝黛疑即青黛。

7. 妇人杂症第七方

主治：妇人两乳满起红肿，坚硬未溃。

治法：蒲公英五钱，明没药一钱，滴乳香一钱，香白芷五分，芒硝一钱，广木香五分，川大黄钱半，水煎服。

【审查意见】两乳坚硬红肿，是厥阴肝、阳明胃之热结。方中清热消炎，通结止痛，当必有效。其银花、连翘之类，俱可酌量加入。

8. 妇人杂症第八方

主治：妇人乳头破烂，久不能愈者。

治法：猪板油二两，葱白二支、黄蜡一钱，粉香一钱，官粉一钱，血余炭一钱，蜜少许，共合一处，捣千捶，为膏，贴乳上。虽久不收口，用此疮口即饮。

【审查意见】疮口破烂，久不收口，多因该部之代谢机能减弱，俗谓阴疮。须内服温补托里之药，外以热药熨之。此方有葱白，足以冲动阴滞，余亦可为收敛。但粉香不知为何物，或即松香之误乎？

9. 妇人双乳中风方

治法：土蜂披头一块，赤糖二两，水煎，空心服。

【审查意见】双乳中风，是何物症状？臆造病名，未便审查。

三、妇科

10. 妇人杂症第十方

主治：女人血入心包，哭歌无时、疯打乱闹、亲疏不避。

治法：酒当归五钱，酒赤芍三钱，小生地五钱，苍术二钱，茯神三钱，柴胡二钱，远志三钱，川黄芩二钱，桃仁三钱，苏木三钱，清半夏二钱，红花三钱，甘草一钱，辰砂五分，药用砂锅煎好，先将辰砂面置舌上，以此药汤冲下，连服三五剂。

【审查意见】血入心包，名词太怪，当作瘀滞谵妄可耳。方中苍术、半夏与主治不切，应删之。

11. 妇人脏燥方

治法：甘草三两，小麦一升，大枣十枚，水煎服。

【审查意见】此金匮甘麦大枣汤，治妇人脏燥，哭笑无常，如有神灵者最妙。频频服之，以多为佳。

12. 妇人麻木方

治法：狼粪（用砂锅在火上焙干捣面），轻者一小酒盅，于该病发现时，合面制成饼，代饭食之。

【审查意见】狼粪治麻木，不详其理。

13. 妇人杂症第十三方

治法：用鸡子一个，任择一端，挖一小孔，入白胡椒二粒，再用草纸，将孔封闭，将鸡子用火焙干研末，沸酒或开水冲服。

【审查意见】此方有滋养疏筋之效，洵为麻木之简便良方。

14. 妇人杂症第十四方

治法：黄松节一两，乳香钱半，宣木瓜钱半，石器炒研细面，每早晚空心服二钱。

【审查意见】松节、木瓜，疏筋止痛；乳香活血，治麻而疼者有效。

15. 妇人杂症第十五方

主治：妇人眼生云翳，红筋白膜，疼痛不止。

治法：连翘三钱，龙胆草三钱，防己二钱半，石蟹二钱，羚羊角五分，草决明三钱，净蝉衣三钱，木贼二钱，茺蔚子二钱，川黄连二钱，大白芍二钱半，生地黄三钱，车前子二钱，甘草一钱，引用灯心竹叶，食前服。

【审查意见】此眼科套药。但大苦大寒，非良法也，用者慎之。

16. 妇人杂症第十六方

主治：妇人四时畏寒。

治法：潞参一两，炙草三钱，山药四钱，苡米四钱，玉竹二钱，玉果三钱，柴胡二钱，建莲子二钱，益智二钱，水煎，食后服。

【审查意见】四时畏寒，乃体虚卫阳不充之故。拟用芪附汤，加当归、巴戟之类，不必服此。

17. 妇女失血病方

治法：香附四钱，一半用生，一半醋炒，研末，每服四钱。

【审查意见】失血之名，既含混不清；所用之药，亦欠妥当，应删。

18. 桃仁雄黄膏

主治：妇女阴证。

治法：桃仁五钱，雄黄三钱，研泥，鸡肝一个，切片。搅药，纳入阴内。其虫嗅肝腥，皆钻肝内，将肝取出即愈。

【审查意见】凡阴痒、阴蚀疮，多因有虫，俱可以此治之。

19. 治妇人麻擂方

治法：当归五钱，川芎五钱，苍术五钱，木瓜四钱，钩藤三钱,川牛膝三钱,木耳三钱(另包)。先将木耳用陈醋煎透,吃完再服前药。此系前三剂。

苍术三钱,川牛膝一钱,远志一钱,当归一钱,木瓜一钱,茯神一钱,熟枣仁钱半,杜仲一钱,桂枝一钱,钩藤一钱,木耳二钱。木耳另包,服法如前。此为后三剂。

服六剂能去根。

【审查意见】方中苍术,似不宜用。又宜加白芍、钩藤、郁李仁以缓拘急。

20. 妇人杂症第二十方

主治:妇人膨胀及血分不调。

治法:大九地炭一两,泽兰叶三钱,醋香附三钱,川郁金二钱,熟军五分,桂心五分,早晚空心,水煎服。

【审查意见】膨胀之种类不同、原因各异。在妇人须分先经闭而胀,与先胀而经闭。此方重在通瘀,宜于先经闭而胀者。如体未弱,川军可加二三钱。

21. 调经种子方

治法:桑寄生五钱,白扁豆二钱,龙眼肉七个,枳壳二钱,白酒二碗,空心服。

【审查意见】此方不足调经,更不足种子。白酒煎服,殊属不妥,应删。

22. 妇人杂症第二十二方

治法:盘儿花(连茎根叶,截为短节)取少许,以清水煎之,温服半饭碗。

【审查意见】盘儿花不识为何物,存疑待考。

23. 治妇人坐胎方

治法:当归二钱,熟地二钱,白芍、川芎、茯苓各一钱,益母草钱半,条芩钱半(布包),蛇床子一钱(布包),生姜三片,水煎,食前服。

【审查意见】求子之法,首重调经,非某药即能使之受孕也。此方通补兼施,寒热并用,对于经少色淡、或前或后者,可服之以调经。

24. 妇人杂症第二十四方

治法:白檀香、海沉香、北细辛、白豆蔻、大黄、芡实、川乌、南星、枳壳各二钱,研为细末,以蜜为丸,共做六十丸。男女每日各服一丸,自女人月经来时服起,一月服完。过月即有孕,不可再服,再服必生双胎。男用良姜汤,女用毕波汤下。

【审查意见】一派辛温流气药,血虚者不宜,内寒者宜之。其过月即孕及双胎等语,似近浮夸,不足取信。

25. 妇人杂症第二十五方

治法:官桂二钱,伏姜二钱,祁艾二钱,醋炒黑,水煎,空心服。经来时连服三剂。

【审查意见】经行退后,而腹痛者可用。

四、胎产病

(一) 胎产杂病

1. 济阴丹

治数经堕胎,胞冷无子。皆冲任虚冷,胞内宿挟疾病,或经不调崩漏等致孕育不成。

治法:苍术八钱,香附、熟地、泽兰各四两,蚕退纸、人参、桔梗、石斛、秦艽、粉草各二两,当归、肉桂、干姜、细辛、丹皮、川芎各一两五,木香、茯苓、京墨(煅)、核桃仁各一两,川椒、山药各七钱五,糯米(炒)一升、大豆黄卷(炒)半升,蜜丸,每两做六丸。细嚼酒下。

【审查意见】此方一派除湿理血兼补气血之品,治妇人胞冷无子尚可,预防胎堕则不可也。

2. 佛手散

治跌打伤胎,或子死腹中,疼痛不已,昏闷满胀,血上冲心,或横生倒产及产后腹痛,皆有神效。

治法:当归五钱,川芎三钱,水七分,酒三分,同煎七分。如横生倒产,子死腹中,加黑马料豆一合,炒熟淬入水中,加童便一杯,同前药煎服。不效,少刻再服。

【审查意见】此方又名芎归汤,治胎前及临产之一切病症,前贤已有详论,唯须随症加减乃妥。原件所述之主治太泛。子死腹中,加马料豆不合。

3. 降逆汤

治法:藿香、生地各三钱,石膏、白芍各四钱,当归五钱,竹茹二钱,粉草一钱,条芩三钱,姜引,水煎,温服。

孕妇多呕逆之症,多因热气上升。故胎前宜清热,服此一二剂可止。

【审查意见】孕妇呕逆，多因肝郁气滞之故，和肝则呕逆自止。此方用生地、条芩、石膏一派凉药，注重清降胃热。当然以症候为主，不可专用凉药。

4. 治孕妇伤寒方

治法：青黛为末，和井底泥令匀，置脐上。干则易之，以汗出为度。如无井底，河水阴背处泥亦可。

【审查意见】此法为妊妇温病、大热症护孕之法，非能治孕妇伤寒而发汗也。原件所云，皆系讹传之误，不可误用，反致伤人。

5. 妇人堕胎方

治法：川续断一两，菟丝子一两二钱，焦杜仲二两，焦地榆一两，糯米糊为丸，早晚每服四钱。

【审查意见】妇人习惯堕胎，除谨慎动作而外，可服此方以预防。其胎已动而血漏者，亦可用之。

6. 治妊娠子鸣方

即儿在腹中啼叫。此症多因孕妇探高取物所致，勿须用药。令孕妇鞠躬曲腰，少时即安。

【审查意见】此属奇症，固罕见也。姑从之以备一格。古医虽有此说，惜编者尚未之见。

7. 妇人胎漏时时下血方

治法：用葱白一把，浓煎饮之。

【审查意见】此方或治感冒性之漏血，以葱白有散性，感冒愈而血自止。其他之出血症，则不宜。所云能治胎漏，方意不明，付之阙疑。

8. 安胎方

治法：蜜炙黄芪一钱，姜炒杜仲一钱，云茯苓一钱，川黄芪五分，生白术五分，阿胶珠一钱，甘草三分，川续断

四、胎产病

八分。

加减法：胸中胀满，加紫苏、陈皮各八分；下红加艾叶、地榆各一钱；再多，加阿胶，引用糯米百粒，酒二杯，水二杯煎，腹痛用急火煎。

【审查意见】此方治胎动不安及胎漏下红，甚验。唯分两太轻，应加三倍用之。阿胶不宜炒珠，杜仲尤宜生用，盖炒之胶质去，而效鲜矣。

9. 安胎银苎酒

治妊妇胎动欲坠，腹痛不可忍，及胎漏下血。

治法：苎根二两（如无苎根，用芳草根五两），纹银五两，酒一碗，上药水煎服之。

【审查意见】胎因触动而不安，腹痛下血，则唯恐胎之下坠矣。苎麻纵能安胎，而纹银性属镇坠，酒性又能动血，殊觉欠当。其因惊怒而胎动者，可用之。

10. 紫酒

主治：妊娠腰痛如折。

治法：黑料豆二合（炒焦），白酒一大碗，煎至七分服。

【审查意见】此方颇验，但宜用水煎。加黄酒少许，不必白酒。

11. 保产无忧散

主治：妇人临产，连服二剂，绝无难产之患。

治法：当归钱半，川芎钱半，酒白芍钱半，黄芪八分，艾叶七分，芥穗八分，川朴七分，羌活五分，炒枳壳六分，菟丝子钱，川贝母钱，甘草五分，此方分量不可加减，水煎服，加姜三片。

【审查意见】艾叶宜炒，芥穗宜黑，枳壳亦当炒，菟丝子宜用饼。古云此方有催生之效，但用之者，尚未见有害也。

12. 平胃散

主治：下死胎。

治法：苍术（米泔炒）、姜炒厚朴、广陈皮各二钱，甘草一钱。

或问何以知其胎死？面赤舌青，母活子死；面青舌赤，母死子活；面舌俱青，子母俱死。况死胎坠腹疼痛，亦与常产不同。

【审查意见】平胃散，健胃燥湿之方也。胎死腹中，气机不运，原因虽有种种，而子宫收缩力之不强，实为主要原因。平胃散富有挥发性，能兴奋气机，鼓舞子宫之张缩力，此其所以能下死胎也。但宜加芒硝、牛膝方妥。

13. 胞衣不下方

治法：用粗麻线将脐带系住，又将脐带双折，再系一道，以微物坠住。再将脐带剪短，经三五日，自萎缩干小而下。

【审查意见】胞衣不下，最好用手循脐带，缓缓探入阴户，以指轻轻拨出。或以两手挤肚，助子宫收缩亦妙。此法在万无别法时，可采用之。

14. 妇人杂症第十四方

主治：妇人怀胎，无故腹胁胀满，痛不可忍者，此极效。

治法：当归、川芎、酒白芍、熟地、潞参、柴胡、腹皮、枳壳、黄芩，水煎服。

【审查意见】妇人怀胎腹胁胀满，多由肝气不舒。此方虽有舒气之品，然熟地、潞参恐有碍滞，不若去之。原方无分量，宜临用时酌量之。

15. 妇人杂症第十五方

主治：妇人孕期内小便不利。

四、胎产病

治法：多年草帽辫少许，车前子少许，上列两药，用水煎服。

【审查意见】此方用多年草帽辫，性质能通，车前子能利，或能取效。但不足凭恃，宜求其原因而治之。

16. 胎漏下血方

治法：真阿胶珠三钱，艾叶少许，煎汤送下。

【审查意见】本方系胶艾汤古方。治胎漏，非不对症，但药力太弱，宜伍止血诸品方效。

17. 子死孕妇腹内方

治法：用黄牛粪，敷放脐上。

【审查意见】此方是不服药之偏治法，是否有效，尚待试验。

18. 孕妇胎动方

治法：全当归钱，白芍钱，茯苓钱，柴胡钱，上白术四分（炒），炙草五分，薄荷引，水煎服。

【审查意见】此是逍遥散原方，舒肝解郁之方也。果系肝气不舒，以致胎动，定能有效。

19. 胎漏方

治法：焦九地五钱，川芎五分，炒白芍三钱，条芩二钱，阿胶珠二钱，粉草钱半，焦当归二钱，水煎服。

【审查意见】此方治胎漏颇验。虚者可加参芪，以提其气，气旺而血自止矣。

20. 治妇人生产方

治法：用白蜂蜜一两，内滴二三滴麻油，开水冲服之。当儿头朝下，产妇目中出火星时，服之。

【审查意见】此方含混，方药亦不切当，应删之。

21. 妇人胎前上逼下坠方

治法：归身三钱，杭芍三钱，白术钱半，酒芩二钱，枳壳二钱，紫苏八分，粉草钱半，艾叶七个，马鞭草七个，白水煎服。

【审查意见】妇人怀胎不安，多因肝气不舒，或血虚不能养胎，或下寒胎受冷逼。此方补血调气，颇切适用。但艾叶宜用炒黑，白芍宜用酒炒，方为相宜。

22. 妇人杂症第二十二方

主治：临产感受风寒，产后咳嗽气促，声如拽锯，喑哑发热，谵言妄语，不省人事。

治法：当归三钱，川芎钱半，荆芥钱半，桑皮二钱半，橘红二钱半，紫菀钱半，半夏一钱，川贝母钱半，红花二钱，黑姜一钱，冬花二钱，炙草一钱，井水、童便各半，随服，不限时间。病重者二剂，煎温服。

【审查意见】方药杂乱，不可妄用。

23. 临产交骨不开方

治法：当归二钱，川芎七分，龟板三钱（炙），血余卵大一团（焙有性）。

【审查意见】此是龟板汤之原方，开骨固能有效。但嫌当归、川芎分量太少，宜加三倍为是。

24. 妇人难产方

治法：灶内烧红土五钱，为末，黄酒冲服。

【审查意见】取灶心土治难产，亦已奇矣。方意不明，存之以俟识者。

（二）产后血晕

1. 产后血晕第一方

治法：当归五钱，川芎二钱，黑芥穗二钱，白芍二钱，炙芪一钱，粉草一钱。上各药用水煎好，再用好黄酒半杯，童便一茶盅送下。

【审查意见】本方用芎、归、芪、酒、荆芥等皆补血强心行气之品，治脑贫血之血晕尚觉相宜。气虚者，加酒并台党三钱。倘为脑充血之血晕，本方切勿误用。又：当昏迷之际，可用烧红煤炭，投于醋中，以其气熏鼻，人事易醒。又用热手巾揩面，其效亦捷，外治方法可资辅助也。

2. 产后血晕第二方

治法：全当归五钱，川芎二钱，桃仁钱半，姜炭五分，生芪八分，茯神三钱，红花一钱，炙草一钱，广皮钱半，生地炭钱半，童便一杯。

【审查意见】按此方即加味生化汤，较前方去白芍、芥穗，加桃仁、红花、姜炭、广皮、茯神等，活血行瘀之效极大，治血晕因有瘀者的系良方。

3. 产后血晕第三方

治法：当归一两，川芎一两，生地五钱，丹皮二钱，蒲黄二钱，水煎服。并无特别炮制法，空心服。

【审查意见】此川芎当归汤，加丹皮、蒲黄等生新去瘀，乃血晕后调理之剂。急宜用下列二法，惟川芎分量不宜与当归平用，可改作川芎三钱。生地非新产所宜，删之可也。

4. 产后血晕第四方

主治：滚水布洗心窝。

【审查意见】此方外治法，有益无害。但洗心窝，不如揩面为佳。

5. 产后血晕第五方

治法：用好醋半碗，以炭烧红，淬入醋内。对准鼻孔，使醋气冲入鼻醒。

【审查意见】此方治法，系临时用为救急而设。俟人醒后，当分别其为脑充血、血瘀、血滞等诊断确实，随症治之方妥。慎毋专用此方，有神醒后复又发晕之害也。

6. 产后血晕第六方

主治：治产后血晕，不省人事。

治法：荆芥穗一味，焙焦，研末，黄酒或童便调下三钱，神效。此外更宜兼用炭醋熏鼻（方法见上）。

【审查意见】中医治产后血晕，以瘀血上冲为主，西医治产后血晕，以脑部贫血为主。其原理以西医产科，方法完善。故西妇产后无恶露症，用荆芥方，舒通心脑灵机之堵塞。以黄酒送下，治脑贫血最效，因酒性升发故也。以童便送下，治脑充血有效，因童便系盐化物，有收缩血管之效。此虽世俗验方，颇能合于科学原理。其炭醋熏鼻，藉其酸涩之气，刺激知觉神经，使其血管收缩，故可备为救急之助。

7. 产后血晕第七方

治法：泽兰二钱，人参一钱，粉草八分，川芎钱半，黑芥穗二钱，水煎，加酒少许，温服。

【审查意见】按本方用芥穗、川芎、泽兰活血行瘀，又少加人参以补其气，气虚瘀停者，有效。

8. 产后血晕第八方

治法：五灵脂二钱半，黑蒲黄二钱，当归五钱，川芎二钱，姜炭八分，白萝卜根为引。棕与绵不拘多少，烧灰。将药用水煎一茶盅，冲入棕与绵灰内，温服。

【审查意见】此即加减生化汤。以萝卜为引，注重活血行滞。确系有血滞而致晕者有效。棕与绵烧成炭，治血崩宜用，治血晕不宜。

9. 产后血晕第九方

治法：自归一两，川芎三钱，滑石粉三钱，临产前或产毕冷服。

【审查意见】此即芎归汤加滑石，行血利水，方尚平妥，惟冷服不宜。

10. 产后血晕第十方

主治：产后血迷不醒。

四、胎产病

治法：泽兰三钱，当归五钱，川芎二钱，荆芥五分，人参一钱，粉草二钱，童便为引。

【审查意见】此即加味芎归汤。荆芥，宜用芥炭。

11. 产后血晕第十一方

治法：冷水一口，将冷水噙入口内，向病者用力喷之。

【审查意见】治血晕症，稳妥速效之良方甚多。此等方法，究竟不妥。

12. 产后血晕第十二方

治法：陈醋一斤，倾铁盆内。将生铁烧红，放入醋内，使热气上蒸，在妇女鼻下，熏之即醒。

【审查意见】藉醋气熏鼻，以刺激神经，救急之时可用。

13. 产后血晕第十三方

治法：干漆一两，水煎服。

【审查意见】干漆能消瘀破血。产后血迷，宜活血行血，不宜破血。干漆不甚合宜，不可试用。

14. 产后血晕第十四方

主治：产后三日血晕。

治法：生产三日后，得血晕症，牙关紧闭，不省人事。用银针急刺眉心，然后用失笑散，一服而愈。

【审查意见】产后三日，血晕者甚少。间或有之，当诊断病情，方不致误。失笑散功专消瘀，无瘀者勿用。

15. 产后血晕第十五方

治法：生蜂蜜一斤或二斤，于妇女生产前一月，每日早用蜜核桃大一块，放碗内，用开水冲起，将水上蜜渣，用纸拉去。饮下，生产前，将蜜用完。

【审查意见】此治血晕症，极端不合，决不可用。

16. 产后血晕第十六方

治法：用好香墨一钱，锅底下黑一钱，共研成细末。于妇人产后，用童便冲起，送下一钱，血晕自止。

【审查意见】此止血方，用治血晕不确，决不可用。

17. 产后血晕第十七方

治法：用黑炭（水飞，研），二三钱。

【审查意见】黑炭不能治血迷，此方不可试用。

18. 产后血晕第十八方

治法：白雄鸡粪五钱，赤糖五钱，用黄酒溶化，饮时，穿暖厚衣服，务使出汗。

【审查意见】雄鸡粪散力固大，又加黄酒、红糖以走血分，用之汗出表通，而瘀血下行，血迷或可能愈。但鸡粪污秽之物，与胃难合，不可轻试。且治贫血之血晕，尤不相宜。

19. 产后血晕第十九方

主治：妇人产后血晕，不省人事。

治法：白萝卜汁一杯，木炭灰二钱，二宗共在一处，灌之。

【审查意见】白萝卜汁，能降气降血，或可有效。木炭灰不用亦可。

20. 产后血晕第二十方

治法：酸枣根皮六七两，以水于铁锅内，熬一炷香，使患者不时饮之，多多益善。

【审查意见】此方是否有效，尚待试验。

21. 产后血晕第二十一方

治法：铁心草五钱（即甘草心，其药出自蒙古，以色最黑而质最坚为佳），捣碎，用水煎汤，服之极有功效。

【审查意见】铁心草一味，非治血晕专药，恐难有效。

（三）产后血崩

1. 产后血崩第一方

主治：产后血崩三四次后，神昏气脱，将近绝命方。

病原和病状：产后百日之内，不能登楼劳动。因楼梯上下奔走，妇人阴户内之子宫血管，不易收敛。且旁边肌肉，亦难收缩。保护体温，因之冷风袭入，在所不免。崩至数次之后，面色惨黄或淡白，神倦力乏，往往四肢厥冷而气濒于绝。

治疗法：最急时用焠纸十根，燃火吹熄，向病人之鼻熏烟，得苏。再用铁锤烧红，置入真醋中熏鼻。

【审查意见】此因产后血崩之际，有神昏气脱之危险，故用此法，为救急而设。神清气爽后，急宜延医诊治，施用药物治疗，乃妥。

2. 产后血崩第二方

主治：妇人血崩，产后尤效。

治法：党参三钱，白术三钱，当归钱半，川芎一钱，熟地二钱，黄芪一钱，白芷四分，荆芥四分，防风四分，升麻五分，陈皮四分，黄连四分，黄柏四分，粉草五分，水煎服。

【审查意见】血崩之原因，有气虚下陷，有因内热迫血下行，有因劳动太早者，有因误服攻破行血之剂过多者。治疗方法，宜随其原因而治之，参、芪、当归、阿胶、艾叶等均为必须之品。本方用防风、白芷、荆芥，意在升提，然须防其发散（因产后忌出汗）。又用黄连、黄柏，意在止血，然又恐其寒冷伤胃，殊非善法。以编者意见，方中宜删去防风、荆芥、白芷、黄连、黄柏，加炒白芍、阿胶、艾叶、棕皮、炭白、茯苓等。有热者，再加条芩、炒山栀；有寒者，再加炮姜、炭肉桂等为是。

3. 产后血崩第三方

治法：大口芪二两，全当归二两，三七三钱，水煎服。

【审查意见】此是当归补血汤加三七，可加入棕皮炭、益母草、白芍、阿胶、陈皮等，则见效较捷。

4. 产后血崩第四方

治法：铜青灰，每服二钱，黄酒送下。

【审查意见】铜青原有外敷止血之功，故外科多用之。内科恐不甚相宜，治血崩尤属不切，此方不可用。

5. 产后血崩第五方

治法：车前子一两，水煎服。

【审查意见】车前子系利小便之品，用此止血，实属不切。盖此方仅有利小便之功效也。

（四）产后杂病

1. 产后儿枕痛方

治法：当归、元胡、赤芍、桂心、蒲黄、红花各一钱，每服二三钱，开水煎服。

【审查意见】儿枕痛，指产后腹中有硬块作痛，是血室中有瘀血之故。此方一派活血之品，使瘀血去而新血存，可为善矣。

2. 治产后块痛方

治法：山楂三钱，红糖五钱，共煎浓汁，温服。

【审查意见】红糖疏通之功效极强，观旱烟筒中烟油堵塞，以红糖水灌之，即能通利，其功效可以证明。山楂肉化停滞，攻坚积，与红糖合用，活血行瘀之力至大。凡腹痛下痢，瘀停块痛等症，服之皆效，洵简便良方。或于方中加生蒲黄二钱，五灵脂三钱，则见效尤捷。

3. 产后杂病第三方

主治：妇人产后，腹中有块，恶露不行，发热大汗。

治法：当归一两，川芎一两，桃仁两，墓头回两五、黑姜二钱，泽兰叶二钱，乳香二钱，没药二钱，黑芥穗二钱六分，元胡二钱，炙草钱二分，煎时，加黄酒、童便各一盅，水煎，温服。

【审查意见】此加味生化汤，治产后有块、恶露不行等症，只可用川芎二钱，桃仁三钱，黑姜五分，黑芥穗一钱，原方分量太重，殊不合宜。又：墓回头宜去之。热重汗多者，加生白芍、小生地、炒山栀各二钱，皆可。

4. 产后杂病第四方

治法：当归七钱，川芎五钱，桃仁五钱，姜炭五分，粉草五分，红花五分，童便半杯，水煎服。

【审查意见】此是生化汤加红花，乃新产之良方。但川芎、桃仁只宜用一钱半，原方分量太多。再加黄酒少许，更佳。

5. 产后血冲心方

治法：槐花五钱（炒），黄丹三钱，共为细末，研成末后，用开水将药送下。

【审查意见】此方用黄丹三钱，新产后绝对不相宜。产后血冲心，宜用乳香、没药、桃仁、当归等，方能与病症符合也。

6. 产后杂病第六方

主治：妇人产后存积瘀血，停滞不下者。

治法：以砂锅一个，将陈醋盛于锅内，务须盛满，置火上熬煎，俟将醋熬干，连锅捣成碎末。再将当归炒焦，亦研成末。与醋砂锅末，匀和一处。每晨空心用白水冲服三钱。

【审查意见】沙锅研末，服入胃内，决不相宜，不可用。

7. 妇人产后胎衣不下第一方

治法：全当归一钱，炒川芎一钱，真紫油桂一钱，川牛膝二钱，车前子二钱，芒硝五钱，白附子钱半，水煎，空心服。

【审查意见】本方系芎归汤，加牛膝、车前、芒硝等补血活血，而兼下行利便之品，下死胎衣胞或可有效。惟当归分量太少，芒硝分量太多。白附子，系化痰专药，治死胎不切，宜去之。

编者按：死胎不下，宜用西法手术除去，较为便利。药物内服终嫌其力太缓。

8. 妇人产后胎衣不下第二方

治法：妇人阴毛数根，白麻纸一张，将毛及纸张焚成灰，水冲服之。

【审查意见】本方恐无效，不如用手术为佳。

9. 妇人产后胎衣不下第三方

治法：小麻油半两，将油盛于瓷燈内将捻点着，熬至一半服之。

【审查意见】此用小麻油下胎衣，仅取滑下之意，恐难见效。

10. 妇人产后胎衣不下第四方

治法：儿已落地，胞衣不下，速将产妇头发打开，塞入产妇喉间，使连打恶心数响，胎衣即下。

【审查意见】此法用上吐下开之意，或能有效。气虚者宜慎用。

11. 妇人产后胎衣不下第五方

治法：当归五钱，川芎二钱，红花二钱（酒炒），川牛膝三钱，肉桂钱半，龟板五钱，车前子二钱（酒炒），水煎服。

【审查意见】胞衣不下，有因产妇临产时，喜睡火炕，以致衣胞与子宫之膜黏滞；又有儿出产门后，瘀血入胞者；

又有气虚不能送出者。此方用归、芎、红花活血化瘀，牛膝、龟板、车前疏通停滞。肉桂一药，果系素日下寒可用，否则恐有增加血热之害。

编者按：产后胞衣不下，以用西法较为便利。药物内服，须经胃内吸收，诚恐效力不大。

12. 妇人产后胎衣不下第六方

治法：失笑散一钱，加川牛膝一钱，元明粉一钱，黄酒一盅，冲服。

【审查意见】失笑散方中，为蒲黄、五灵脂、加牛膝、元明粉令瘀血速下之意，又用黄酒引入，增加速度，胞衣不下因于瘀停者，此方有效。

13. 妇人产后胎衣不下第七方

治法：酒当归一两，川芎三钱，乳香三钱，没药三钱，益母草五钱，黑荆芥五分，麝香五厘，用冷水三小碗，煎成一小碗，空心，温服。

【审查意见】此方用芎归汤加益母等物，注重活血行瘀。因瘀停而致衣带不下者，有效。

14. 妇人产后胎衣不下第八方

治法：羊耳血一杯，饮之立愈。

【审查意见】血系液体，饮入胃内，得热则凝，消化甚不容易，如何能下胎衣？必系传闻之误，决不可用。

15. 妇人产后胎衣不下第九方

治法：用井底青泥，带原水一碗，调匀服之。

【审查意见】井底青泥与原水，皆非下胎衣之物，产妇服此冷物，必然有害，决不可用。

16. 妇人产后胎衣不下第十方

治法：黑豆二两炒熟，用醋一碗，煮两滚。取出，再炒，至烟起。用黄酒冲服。

【审查意见】用黑豆能补肾,合用醋治,又加敛性。谓能下胎衣,恐难见效,决不可用。

17. 妇人产后胎衣不下第十一方

治法:大麻子(即老麻子又名蓖麻子)四十九粒(或与产妇年岁相等数量),去壳研,贴两脚心。胞衣即下,衣下立将脚心洗净。若洗迟,则肠出。倘肠出,可将脚心洗净,速将麻子贴在顶心。缩回其肠,急将顶心洗净,效如神。

【审查意见】蓖麻一物,在上能提,在下能下,贴两足心,能下胎衣,贴顶心能缩肠,古医确有此说。惜编者未能实验,不敢妄断。

18. 妇人产后胎衣不下第十二方

治法:大麻仁十二粒,研烂,分贴产妇两脚心,衣下即去。

【审查意见】大麻仁当系蓖麻仁之土名,古时中医书中,皆有是说。编者未能实验,不敢妄断,暂予存疑。

19. 妇人产后胎衣不下第十三方

治法:萝卜叶不拘多少,将叶用水煎汤,令产妇服三二口即下。

【审查意见】此是偏方,有效与否,尚待试验。

20. 妇人产后胎衣不下第十四方

治法:大木耳七个,瓦上焙焦研末,黄酒或童便调饮之,衣即下。

【审查意见】此方有效与否,尚待试验。

21. 治产后感寒头痛方

治法:全当归五钱,川芎五钱,葱头带须五个,以上各药,水煎服。(编者拟加淡豆豉三钱。)

【审查意见】新产后及失血者,皆有禁汗之条。因丧失

四、胎产病

血液之后,血中胶质填补于血管破裂之处。发汗药品,多能扩张血管,以促进血液运行。在血胶缺乏减少之际,服发汗药,最能使血管因扩张而破裂,此失血家所以忌汗之原理。川芎、当归活血兼能补血,合豆豉汤之宣散外邪,且川芎散头面风寒,尤有捷效,能治产后感寒之病。而独以头痛标题,正表扬其专长之力也。

22. 治妇人产后咳嗽方

治法:人参一钱,大枣三个,胡桃肉三个,水煎服,将人参、大枣、胡桃一并食之。

【审查意见】此方去人参,加川贝、冰糖各二钱,煎服,则无害。且可多服数日,自能渐愈。如痰多者,可加白芥子五分,亦妙。

23. 治妇人产后感冒方

治法:黑豆二个,炒焦捣粗末,用童便、黄酒煎温服。

【审查意见】黑豆有补肾之功,今炒焦以治感冒,似于理不合,恐无治感冒之能力。

24. 产后中风方

主治:产后中风。头疼不止,身发寒热,手足痉挛,牙关紧闭。

治法:当归二钱,川芎钱半,九地二钱,荆芥钱半,粉草二钱,生姜二钱,朱砂二钱(研末冲服),赤金十张(冲服),黄酒三两,童便一杯,将药用水煎至半碗,服下,立时汗出,诸病即退。轻者服一剂,重者服二剂愈,但服药后,忌生冷面食。

【审查意见】产后中风,头疼寒热等症,用芎归汤加荆芥、生姜可也,但不宜用朱砂、赤金、九地等。如因手足拘挛,牙关紧闭,恐系破伤风症,宜按治破伤风之方法治之[治破伤风之方法,参观本会《传染病学》(下卷)"破伤风"项下]。

25. 产后发热方

治法：当归五钱，川芎一钱，黑芥穗一钱，焦楂二钱，炙草五钱，水煎，空心服。

【审查意见】此方用芎归汤加黑芥穗、焦楂、炙草，以治此症。不如再加丹皮、地骨皮各一钱之为善也。

26. 妇人产后阴虚发热方

治法：当归三钱，川芎一钱，炙龟板二钱，生鳖甲三钱，丹皮三钱，生地炭二钱半，水煎，温服。

【审查意见】产后发热，多因血虚，用芎归汤加龟板、生地炭、丹皮尚合法度，可用。

27. 治产后不语方

治法：白矾一钱为末，开水调服。

【审查意见】产后不语，或中风或血晕，本是重症，岂能以一钱白矾治之乎？

编者按：是治痰迷心窍之方，以涌吐为用者也。若虚不宜，吐者忌服。

28. 产后风第一方

治法：荞麦地长的轻麻少许，切碎，熬水，和红糖服出汗。

【审查意见】此是便方，未有经验，不敢妄评，阙疑待考。

29. 产后风第二方

治法：防风钱半，归尾四钱，厚朴花二钱，荆芥炭钱半，海南沉二钱，川芎钱半，黄连八分，水煎服。

【审查意见】此方治产后风，宜将归尾易全当归。治风先治血，血和风自灭。海南沉一味，果是气滞可用，否则不可用也。

30. 产后风第三方

治法：当归五钱，川芎二钱，炮姜一钱，炙草钱半，黑芥穗二钱，泽兰叶三钱，白薇钱，清水熬之，黄酒为引。

【审查意见】本方及上方，皆云治产后风，以"风"字代表病名，而症候不详。查中医以"风"字命名之症候有二：一为外感病之总称，指恶寒发热而言；一为神经紧张拘急之现象，指手指抽掣，角弓反张等症候而言。以上二方，所能治之症，大概有恶寒、发热、头痛，有汗或无汗，或有气滞不舒等症候，故有风名之讹传。原件未言症候，滋特补之。

31. 产后血虚方

治法：当归一两，川芎二钱，黄芪五钱，炮姜一钱，水煎服。

【审查意见】血虚症，用当归补血汤加炮姜，定能有效。但新产三五日内，恐黄芪有壅滞之害，不若再加消瘀之品为宜。

32. 产后咳嗽气短泄泻方

治法：豆腐四两，白糖一两，上锅蒸服，每饭前服一次，三日即愈。

【审查意见】此亦便方，尚待试验。但咳嗽气短，又兼泄泻，恐此方难以治之。

33. 妇人产后小便不通方

治法：当归五钱，赤茯苓三钱，冬葵子五钱，车前三钱，石莲子三钱，生地炭二钱，通草二钱，水煎，空心服。

【审查意见】此方一派利水而兼补血之品，产后伤血太多，小便不利者宜之。否则不可用也。

34. 治妇人下乳方

治法：当归三钱，川芎钱半，生芪三钱，红花八分，白芷八分，水煎服。

【审查意见】此方下乳，宜去白芷、红花，再加瓜蒌、山甲片、通草、王不留行等。当归分量亦可多用。

35. 治妇女生子无乳方

治法：大生地一斤，黄芪一斤，黑芝麻一斤，黄酒一斤，熟蜂蜜一斤。先将黄芪、生地及黄酒放入砂锅内，用水熬成稠膏。再将黑芝麻炒熟，连蜜入膏内。于女人生产前一月，每早晚用开水送下，赶生产时，将药膏均匀用完。

【审查意见】此方治无乳，宜用于素日气血虚弱，而有血热者方可用。否则不可妄用。

36. 产后气血两虚乳汁不足方

治法：生芪一两，当归五钱，白芷钱半，王不留五钱，炮甲珠三钱，红花钱半，水煎服。

【审查意见】此方既补且通，产后乳汁不足，服之最效。（编者按：除去白芷，则方法较醇。）

37. 妇人无乳方

治法：王不留、川山甲各一钱，煎温服。

【审查意见】王不留、川山甲固是下乳之品，但嫌二味药力，皆是有通无补。气血不足者，宜加补血之药为是。

38. 产妇乳汁不通方

治法：用猪蹄一个，白胡椒七颗，用河水煎服。

【审查意见】本方效用，不外滋补疏通之力，可用。

39. 妇人有小儿无乳奇方

治法：生黄芪一两，酒当归五钱，炮甲珠一钱，为末，水煎，空心服。

【审查意见】乳为气血所化，此方生芪补气，当归补血，甲珠通脉，能通乳之道路。服之有乳，理当然也，何足为奇？（编者按：本方补力太大，惟气体虚弱人可用，气体壮实者不可用。）

40. 产后无乳方

治法：白芷子五钱，炒过为末，黄酒冲服。

【审查意见】白芷子虽是下乳之品，但此一味恐其力薄而无效。姑存之以待试用。

41. 吹奶成疮方

治法：鹿角五钱，烧灰，黄酒冲服，外用香油调搽。

【审查意见】吹奶成疮，是由小儿鼻风吹入，阻血流通，而血瘀成疮。鹿角能消肿毒、化恶血，故治此症。再服活血消炎之剂，则更善矣。

42. 治妇人乳眼出血方

治法：麦冬三钱，半夏三钱，粳米一把，党参二钱，竹茹二钱，蜂蜜五钱，炙草钱半，水煎，和蜜服之。

【审查意见】此病甚属罕见，以理推之，不外血管壁薄弱，血液漏出，与乳汁混合。本方系古方麦冬汤加味，方尚不妥。唯须加白芍、阿胶、当归等，如有寒者，再加炮姜，则益善矣。

43. 产后初患痢疾方

治法：焦山楂、陈曲、麦芽、槟榔、生姜、红糖、白糖各等分，煎温服。

【审查意见】此方治初痢合宜。

44. 产后红痢方

治法：清茶、白糖各二两，煎水冲开温服。

【审查意见】治初痢病轻者或能愈之；如红痢重症，必不能愈，宜用芍药汤为妥。

45. 治妇人产后痢方

治法：大枣一枚，白矾一钱（入枣内），生姜二钱，三宗捣一处，用米汤引送下即愈。

【审查意见】大枣能补，白矾能清。痢症湿热俱多，此方不合，决不可用。

46. 拈痛汤

治法：当归四钱，炮姜四钱，川芎、熟地各三钱，桃仁钱，生蒲黄三钱，生灵脂三钱，红花二钱，童便引。

产后每多腹痛者，由瘀血内攻也。此方能散瘀生新，服一二剂则止。

【审查意见】此方治产后瘀血腹痛之症，应能有效。红花与炮姜各用五分即可，原方力量太多，必当酌减。

47. 产后回生汤

治法：炙芪三钱，桂枝尖一钱，杭芍钱半，当归二钱，川芎钱半，防风一钱，砂仁三钱，焦三仙二钱，炙草钱半，川朴二钱，干姜钱半，姜枣引。

此汤治产后一切危症。产后致病之由，多因饮食不节。产后气血空虚，易中风寒，胃气衰弱，不能容物，倘风寒容于外，食品积于内，则诸病悉起矣。此方能固表消食，顺血补气，连服数剂，诸症俱退。

【审查意见】此方治产后一切危症，此说欠妥。三五日以及二十余日，俱名曰产后，其间处方，大有分别。且按症处方，尚恐有误，岂能定以一方治一切危症之理？方后自注云：因饮食不节，易中风寒，果系如此，更"在半月以后之症，用此方或能见效"，否则不可用也（须去黄芪）。

48. 治产后食积水积腹痛方

治法：川朴、枳实、广皮、川军、山楂、粉草、槟榔、芒硝各三钱。

【审查意见】此即加味大承气汤，主治火邪太甚，大伤津液，屎硬不下，以致病人身如火焚，狂言不休等症。今于产后食积、水积、腹痛之症而用之，似有不相宜之处。食

四、胎产病

积、水积,宜多用消食化水之品,而痛自止。此方仅有山楂、槟榔,是消食化水之物,其他多是凉下之药,与此症甚不合宜,决不可用。

49. 产后腹胀方

治法:干芫荽、干白萝卜、干芫菁、核桃仁等各少许,以水煮之,空心饮其煮水。

【审查意见】产后腹胀,有寒、热、气、食、瘀、停之别,岂能以芫荽、萝卜等一概治之?不过此等便方,姑且服之,亦无大害,但不能恃为治疗上主要之工具耳。

51. 妇女产后腹疼不止方

治法:京纹纸二张,将纸化灰,用阴阳水冲服,连三次,病当自愈。

【审查意见】此便方,虽无大害,恐难治病。宜延医诊察,求其原因而治之,乃为妥善。徒恃此等便方,恐反养患贻害也。

52. 治产后黄水疮方

治法:槐条五钱,烧灰,香油调搽。

【审查意见】黄水疮乃皮肤感受热度,兼伤潮湿,亦有食辛辣过多者,皆血热不清所致,宜用清热去湿之药治之。槐性寒味苦,烧灰涂之,即清热吸水之意也。

53. 当归补血汤

主治:大补阴血,退产后虚热甚效。

治法:蜜炙黄芪一两,自当归三钱,水煎服。

【审查意见】本方为治产后血虚发热之良剂,凡产后面赤大热,切其脉搏虚泛无力者,以此投入,其效如响。古书皆载之,惜编者尚未一试。

54. 通脉汤

治产后乳少或无乳。

治法：生口芪一两，当归五钱，白芷五钱，七星猪蹄一对，煎汤，吹去浮油，煎药一大碗服之。覆被而睡，即有乳。或未效，再服一剂，即通矣。

【审查意见】通乳之法，虚者补之，滞者通之。此方有芪、归以补乳资，白芷以通乳路，颇有必效之卜。惟白芷分量太重，宜用一钱即足。又：近代研究之糖疗法，大有试验之价值。法用纯净冰糖，制为百分之四或五之溶液，行皮下注射，每次1毫升，观其乳腺分泌之程度而增损之。

附：**产后十八论**

夫产后各方，方书备载，今姑就已经验者而录之，倘能按症投药，可免危险。

治法：川红花二两，官桂一两五（妇人三十岁以外者，再加五钱），熟地一两，当归一两，雄黑豆一两，莪术一两（面煨），蒲黄一两，干姜一两（妇人三十岁以外者，再加五钱），赤芍一两，上药九味，如法炮制，共为细末，盛瓷瓶内，须封口，勿令出气。临用时，每服三钱。凡患产后诸症者，细查十八论中，必其所患与所论相符，乃照所论引子，用水二盅，煎七分，将煎药三钱，冲入搅匀，空心温服，即效。其次数不拘多少，总宣病好为度。重者不过四五服，轻者二三服而已。

第一论

孕妇有患热病六七日，小腹疼痛欲死，指甲青色，而口中出沫者，皆因脏腑极热，以致子死腹中，不能顺下耳。若服此药即产，用滑石、榆皮各一钱，水二盅，煎七分，加陈酒三分，和陈药三钱。如不热，和滚水内服之。

【审查意见】所论尚是。但下死胎，用芒硝、牛膝，比较为佳。本方官桂、干姜皆大热之品，患热病脏腑极热，本方决不可用。

四、胎产病

治法：多年草帽辫少许，车前子少许，上列两药，用水煎服。

【审查意见】此方用多年草帽辫，性质能通，车前子能利，或能取效。但不足凭恃，宜求其原因而治之。

16. 胎漏下血方

治法：真阿胶珠三钱，艾叶少许，煎汤送下。

【审查意见】本方系胶艾汤古方。治胎漏，非不对症，但药力太弱，宜伍止血诸品方效。

17. 子死孕妇腹内方

治法：用黄牛粪，敷放脐上。

【审查意见】此方是不服药之偏治法，是否有效，尚待试验。

18. 孕妇胎动方

治法：全当归钱，白芍钱，茯苓钱，柴胡钱，上白术四分（炒），炙草五分，薄荷引，水煎服。

【审查意见】此是逍遥散原方，舒肝解郁之方也。果系肝气不舒，以致胎动，定能有效。

19. 胎漏方

治法：焦九地五钱，川芎五分，炒白芍三钱，条芩二钱，阿胶珠二钱，粉草钱半，焦当归二钱，水煎服。

【审查意见】此方治胎漏颇验。虚者可加参芪，以提其气，气旺而血自止矣。

20. 治妇人生产方

治法：用白蜂蜜一两，内滴二三滴麻油，开水冲服之。当儿头朝下，产妇目中出火星时，服之。

【审查意见】此方含混，方药亦不切当，应删之。

21. 妇人胎前上逼下坠方

治法：归身三钱，杭芍三钱，白术钱半，酒芩二钱，枳壳二钱，紫苏八分，粉草钱半，艾叶七个，马鞭草七个，白水煎服。

【审查意见】妇人怀胎不安，多因肝气不舒，或血虚不能养胎，或下寒胎受冷逼。此方补血调气，颇切适用。但艾叶宜用炒黑，白芍宜用酒炒，方为相宜。

22. 妇人杂症第二十二方

主治：临产感受风寒，产后咳嗽气促，声如拽锯，喑哑发热，谵言妄语，不省人事。

治法：当归三钱，川芎钱半，荆芥钱半，桑皮二钱半，橘红二钱半，紫菀钱半，半夏一钱，川贝母钱半，红花二钱，黑姜一钱，冬花二钱，炙草一钱，井水、童便各半，随服，不限时间。病重者二剂，煎温服。

【审查意见】方药杂乱，不可妄用。

23. 临产交骨不开方

治法：当归二钱，川芎七分，龟板三钱（炙），血余卵大一团（焙有性）。

【审查意见】此是龟板汤之原方，开骨固能有效。但嫌当归、川芎分量太少，宜加三倍为是。

24. 妇人难产方

治法：灶内烧红土五钱，为末，黄酒冲服。

【审查意见】取灶心土治难产，亦已奇矣。方意不明，存之以俟识者。

（二）产后血晕

1. 产后血晕第一方

治法：当归五钱，川芎二钱，黑芥穗二钱，白芍二钱，炙芪一钱，粉草一钱。上各药用水煎好，再用好黄酒半杯，童便一茶盅送下。

【审查意见】本方用芎、归、芪、酒、荆芥等皆补血强

3. 产后血崩第三方

治法：大口芪二两，全当归二两，三七三钱，水煎服。

【审查意见】此是当归补血汤加三七，可加入棕皮炭、益母草、白芍、阿胶、陈皮等，则见效较捷。

4. 产后血崩第四方

治法：铜青灰，每服二钱，黄酒送下。

【审查意见】铜青原有外敷止血之功，故外科多用之。内科恐不甚相宜，治血崩尤属不切，此方不可用。

5. 产后血崩第五方

治法：车前子一两，水煎服。

【审查意见】车前子系利小便之品，用此止血，实属不切。盖此方仅有利小便之功效也。

（四）产后杂病

1. 产后儿枕痛方

治法：当归、元胡、赤芍、桂心、蒲黄、红花各一钱，每服二三钱，开水煎服。

【审查意见】儿枕痛，指产后腹中有硬块作痛，是血室中有瘀血之故。此方一派活血之品，使瘀血去而新血存，可为善矣。

2. 治产后块痛方

治法：山楂三钱，红糖五钱，共煎浓汁，温服。

【审查意见】红糖疏通之功效极强，观旱烟筒中烟油堵塞，以红糖水灌之，即能通利，其功效可以证明。山楂肉化停滞，攻坚积，与红糖合用，活血行瘀之力至大。凡腹痛下痢，瘀停块痛等症，服之皆效，洵简便良方。或于方中加生蒲黄二钱，五灵脂三钱，则见效尤捷。

3. 产后杂病第三方

主治：妇人产后，腹中有块，恶露不行，发热大汗。

（三）产后血崩

1. 产后血崩第一方

主治：产后血崩三四次后，神昏气脱，将近绝命方。

病原和病状：产后百日之内，不能登楼劳动。因楼梯上下奔走，妇人阴户内之子宫血管，不易收敛。且旁边肌肉，亦难收缩。保护体温，因之冷风袭入，在所不免。崩至数次之后，面色惨黄或淡白，神倦力乏，往往四肢厥冷而气濒于绝。

治疗法：最急时用焠纸十根，燃火吹熄，向病人之鼻熏烟，得苏。再用铁锤烧红，置入真醋中熏鼻。

【审查意见】此因产后血崩之际，有神昏气脱之危险，故用此法，为救急而设。神清气爽后，急宜延医诊治，施用药物治疗，乃妥。

2. 产后血崩第二方

主治：妇人血崩，产后尤效。

治法：党参三钱，白术三钱，当归钱半，川芎一钱，熟地二钱，黄芪一钱，白芷四分，荆芥四分，防风四分，升麻五分，陈皮四分，黄连四分，黄柏四分，粉草五分，水煎服。

【审查意见】血崩之原因，有气虚下陷，有因内热迫血下行，有因劳动太早者，有因误服攻破行血之剂过多者。治疗方法，宜随其原因而治之，参、芪、当归、阿胶、艾叶等均为必须之品。本方用防风、白芷、荆芥，意在升提，然须防其发散（因产后忌出汗）。又用黄连、黄柏，意在止血，然又恐其寒冷伤胃，殊非善法。以编者意见，方中宜删去防风、荆芥、白芷、黄连、黄柏，加炒白芍、阿胶、艾叶、棕皮、炭白、茯苓等。有热者，再加条芩、炒山栀；有寒者，再加炮姜、炭肉桂等为是。

四、胎产病

第二论

凡难产者，因子在母腹十月之久，或有瘀血凝结为块，名曰儿枕，生时儿枕先破，败血流入衣胞中。急服此药，逼去败血，自然易生。用炒黄燕子粪、滑石、榆皮各一钱，煎汤，照前入酒三分服。

【审查意见】难产之原因甚多，此论模棱臆度，毫无理由。其所以能催生者，因其药温热兴奋之性故也。

第三论

胞衣不下，败血流入衣中所致，照前引服。

【审查意见】"败血流入衣中"，臆度之词，此方无效。

第四论

产后三五日，起坐不得，眼见黑花，及昏迷不识人者，因败血流入五脏，奔注于肝。医者不知，误认为暗风治之，必死。惟此药能救：用陈醋一斤，将生铁烧红浸其内，俟铁冷时取出；再烧红浸之，如是三次。用榆根皮炭、延胡索各一钱，加酒煎汤七分，入童便三分，和药服。

【审查意见】产后神昏眼黑不识人，系血晕症。若系失血过多，神无所养，为脑贫血之血晕，宜当归补血汤，加入安神定志之药。如子宫胀大，恶露不行，为脑充血之血晕，方可用此为治。但生铁烧红浸入醋内，宜取其气熏鼻有效，内服不妥。

第五论

产后口干心烦，多烦渴者。乃血未定，便吃腥酸热物，以致瘀血结聚于心，故有此症。用当归一钱，煎汤，仍入童便三分和药服。

【审查意见】口干心烦，多为血虚有热，未必即服腥酸热物。应补血、清热、滋液，如归脾之类，加入生地、元参、天麦冬等有效。

第六论

产症寒热往来头痛者，皆产时偶受风寒。邪气如于腹内，败血不净，上连心肺，下至腰肾，故有此症。照前引服。

【审查意见】产后寒热往来，须审寒热之偏盛，而酌量用之，始无拘执盲从之弊。

第七论

产后发热，或偏身寒冷，皆因败血攻注于四肢，停滞日久，不能还元。甚至四肢俱肿，若作水肿必误。盖水肿则喘，小便涩滞；气肿则四肢寒热。须细细辨别，先服此药，逐去败血。服通宝散立效：用官桂、红花各一钱，煎汤，入陈酒三分，和药服。

【审查意见】产后发热，原因甚多，有外感发热，有血虚发热，有瘀滞发热。种类不同，治法各异。其恶寒者，要为卫阳虚弱，不能外护，治法，当以调和为主。本方性偏温热，切宜慎用。

第八论

产后言语癫狂，眼见鬼神，乃败血攻心所致。急服此散：用当归一钱，酒半盅煎汤，入童便三分，和药服。

【审查意见】瘀血二字，久为产后病症家之惯言，实则血虚、瘀滞自属两途，不可概以瘀血目之。如子宫胀大，小腹坚硬，恶露不下，腹中有刺痛着，瘀血也。否则，血下淋漓不断，一切神经器官，因失血液之营养，而现种种体工救济之作用，当以贫血为治。产后癫狂，即以此判其虚实，方无误治之弊。但此方究属温热，如有寒者方能合拍。如有热者，宜用滋润养血法，如三甲复脉汤，加朱珀之类。

第九论

产后失音不语，是七孔三毛九窍，多被败血冲闭，所以芷八分,水煎服。

【审查意见】此方下乳,宜去白芷、红花,再加瓜蒌、山甲片、通草、王不留行等。当归分量亦可多用。

35. 治妇女生子无乳方

治法:大生地一斤,黄芪一斤,黑芝麻一斤,黄酒一斤,熟蜂蜜一斤。先将黄芪、生地及黄酒放入砂锅内,用水熬成稠膏。再将黑芝麻炒熟,连蜜入膏内。于女人生产前一月,每早晚用开水送下,赶生产时,将药膏均匀用完。

【审查意见】此方治无乳,宜用于素日气血虚弱,而有血热者方可用。否则不可妄用。

36. 产后气血两虚乳汁不足方

治法:生芪一两,当归五钱,白芷钱半,王不留五钱,炮甲珠三钱,红花钱半,水煎服。

【审查意见】此方既补且通,产后乳汁不足,服之最效。(编者按:除去白芷,则方法较醇。)

37. 妇人无乳方

治法:王不留、川山甲各一钱,煎温服。

【审查意见】王不留、川山甲固是下乳之品,但嫌二味药力,皆是有通无补。气血不足者,宜加补血之药为是。

38. 产妇乳汁不通方

治法:用猪蹄一个,白胡椒七颗,用河水煎服。

【审查意见】本方效用,不外滋补疏通之力,可用。

39. 妇人有小儿无乳奇方

治法:生黄芪一两,酒当归五钱,炮甲珠一钱,为末,水煎,空心服。

【审查意见】乳为气血所化,此方生芪补气,当归补血,甲珠通脉,能通乳之道路。服之有乳,理当然也,何足为奇?(编者按:本方补力太大,惟气体虚弱人可用,气体壮

30. 产后风第三方

治法：当归五钱，川芎二钱，炮姜一钱，炙草钱半，黑芥穗二钱，泽兰叶三钱，白薇钱，清水熬之，黄酒为引。

【审查意见】本方及上方，皆云治产后风，以"风"字代表病名，而症候不详。查中医以"风"字命名之症候有二：一为外感病之总称，指恶寒发热而言；一为神经紧张拘急之现象，指手指抽掣，角弓反张等症候而言。以上二方，所能治之症，大概有恶寒、发热、头痛，有汗或无汗，或有气滞不舒等症候，故有风名之讹传。原件未言症候，滋特补之。

31. 产后血虚方

治法：当归一两，川芎二钱，黄芪五钱，炮姜一钱，水煎服。

【审查意见】血虚症，用当归补血汤加炮姜，定能有效。但新产三五日内，恐黄芪有壅滞之害，不若再加消瘀之品为宜。

32. 产后咳嗽气短泄泻方

治法：豆腐四两，白糖一两，上锅蒸服，每饭前服一次，三日即愈。

【审查意见】此亦便方，尚待试验。但咳嗽气短，又兼泄泻，恐此方难以治之。

33. 妇人产后小便不通方

治法：当归五钱，赤茯苓三钱，冬葵子五钱，车前三钱，石莲子三钱，生地炭二钱，通草二钱，水煎，空心服。

【审查意见】此方一派利水而兼补血之品，产后伤血太多，小便不利者宜之。否则不可用也。

34. 治妇人下乳方

治法：当归三钱，川芎钱半，生芪三钱，红花八分，白风"项下]。

25. 产后发热方

治法：当归五钱，川芎一钱，黑芥穗一钱，焦楂二钱，炙草五钱，水煎，空心服。

【审查意见】此方用芎归汤加黑芥穗、焦楂、炙草，以治此症。不如再加丹皮、地骨皮各一钱之为善也。

26. 妇人产后阴虚发热方

治法：当归三钱，川芎一钱，炙龟板二钱，生鳖甲三钱，丹皮三钱，生地炭二钱半，水煎，温服。

【审查意见】产后发热，多因血虚，用芎归汤加龟板、生地炭、丹皮尚合法度，可用。

27. 治产后不语方

治法：白矾一钱为末，开水调服。

【审查意见】产后不语，或中风或血晕，本是重症，岂能以一钱白矾治之乎？

编者按：是治痰迷心窍之方，以涌吐为用者也。若虚不宜，吐者忌服。

28. 产后风第一方

治法：荞麦地长的轻麻少许，切碎，熬水，和红糖服出汗。

【审查意见】此是便方，未有经验，不敢妄评，阙疑待考。

29. 产后风第二方

治法：防风钱半，归尾四钱，厚朴花二钱，荆芥炭钱半，海南沉二钱，川芎钱半，黄连八分，水煎服。

【审查意见】此方治产后风，宜将归尾易全当归。治风先治血，血和风自灭。海南沉一味，果是气滞可用，否则不可用也。

四、胎产病

血液之后，血中胶质填补于血管破裂之处。发汗药品，多能扩张血管，以促进血液运行。在血胶缺乏减少之际，服发汗药，最能使血管因扩张而破裂，此失血家所以忌汗之原理。川芎、当归活血兼能补血，合豆豉汤之宣散外邪，且川芎散头面风寒，尤有捷效，能治产后感寒之病。而独以头痛标题，正表扬其专长之力也。

22. 治妇人产后咳嗽方

治法：人参一钱，大枣三个，胡桃肉三个，水煎服，将人参、大枣、胡桃一并食之。

【审查意见】此方去人参，加川贝、冰糖各二钱，煎服，则无害。且可多服数日，自能渐愈。如痰多者，可加白芥子五分，亦妙。

23. 治妇人产后感冒方

治法：黑豆二个，炒焦捣粗末，用童便、黄酒煎温服。

【审查意见】黑豆有补肾之功，今炒焦以治感冒，似于理不合，恐无治感冒之能力。

24. 产后中风方

主治：产后中风。头疼不止，身发寒热，手足痉挛，牙关紧闭。

治法：当归二钱，川芎钱半，九地二钱，荆芥钱半，粉草二钱，生姜二钱，朱砂二钱（研末冲服），赤金十张（冲服），黄酒三两，童便一杯，将药用水煎至半碗，服下，立时汗出，诸病即退。轻者服一剂，重者服二剂愈，但服药后，忌生冷面食。

【审查意见】产后中风，头疼寒热等症，用芎归汤加荆芥、生姜可也，但不宜用朱砂、赤金、九地等。如因手足拘挛，牙关紧闭，恐系破伤风症，宜按治破伤风之方法治之〔治破伤风之方法，参观本会《传染病学》（下卷）"破伤妇人产后，用童便冲起，送下一钱，血晕自止。

【审查意见】此止血方，用治血晕不确，决不可用。

17. 产后血晕第十七方

治法：用黑炭（水飞，研），二三钱。

【审查意见】黑炭不能治血迷，此方不可试用。

18. 产后血晕第十八方

治法：白雄鸡粪五钱，赤糖五钱，用黄酒溶化，饮时，穿暖厚衣服，务使出汗。

【审查意见】雄鸡粪散力固大，又加黄酒、红糖以走血分，用之汗出表通，而瘀血下行，血迷或可能愈。但鸡粪污秽之物，与胃难合，不可轻试。且治贫血之血晕，尤不相宜。

19. 产后血晕第十九方

主治：妇人产后血晕，不省人事。

治法：白萝卜汁一杯，木炭灰二钱，二宗共在一处，灌之。

【审查意见】白萝卜汁，能降气降血，或可有效。木炭灰不用亦可。

20. 产后血晕第二十方

治法：酸枣根皮六七两，以水于铁锅内，熬一炷香，使患者不时饮之，多多益善。

【审查意见】此方是否有效，尚待试验。

21. 产后血晕第二十一方

治法：铁心草五钱（即甘草心，其药出自蒙古，以色最黑而质最坚为佳），捣碎，用水煎汤，服之极有功效。

【审查意见】铁心草一味，非治血晕专药，恐难有效。

治法：泽兰三钱，当归五钱，川芎二钱，荆芥五分，人参一钱，粉草二钱，童便为引。

【审查意见】此即加味芎归汤。荆芥，宜用芥炭。

11. 产后血晕第十一方

治法：冷水一口，将冷水噙入口内，向病者用力喷之。

【审查意见】治血晕症，稳妥速效之良方甚多。此等方法，究竟不妥。

12. 产后血晕第十二方

治法：陈醋一斤，倾铁盆内。将生铁烧红，放入醋内，使热气上蒸，在妇女鼻下，熏之即醒。

【审查意见】藉醋气熏鼻，以刺激神经，救急之时可用。

13. 产后血晕第十三方

治法：干漆一两，水煎服。

【审查意见】干漆能消瘀破血。产后血迷，宜活血行血，不宜破血。干漆不甚合宜，不可试用。

14. 产后血晕第十四方

主治：产后三日血晕。

治法：生产三日后，得血晕症，牙关紧闭，不省人事。用银针急刺眉心，然后用失笑散，一服而愈。

【审查意见】产后三日，血晕者甚少。间或有之，当诊断病情，方不致误。失笑散功专消瘀，无瘀者勿用。

15. 产后血晕第十五方

治法：生蜂蜜一斤或二斤，于妇女生产前一月，每日早用蜜核桃大一块，放碗内，用开水冲起，将水上蜜渣，用纸拉去。饮下，生产前，将蜜用完。

【审查意见】此治血晕症，极端不合，决不可用。

16. 产后血晕第十六方

治法：用好香墨一钱，锅底下黑一钱，共研成细末。于

【审查意见】大枣能补，白矾能清。痢症湿热俱多，此方不合，决不可用。

46. 拈痛汤

治法：当归四钱，炮姜四钱，川芎、熟地各三钱，桃仁钱，生蒲黄三钱，生灵脂三钱，红花二钱，童便引。

产后每多腹痛者，由瘀血内攻也。此方能散瘀生新，服一二剂则止。

【审查意见】此方治产后瘀血腹痛之症，应能有效。红花与炮姜各用五分即可，原方力量太多，必当酌减。

47. 产后回生汤

治法：炙芪三钱，桂枝尖一钱，杭芍钱半，当归二钱，川芎钱半，防风一钱，砂仁三钱，焦三仙二钱，炙草钱半，川朴二钱，干姜钱半，姜枣引。

此汤治产后一切危症。产后致病之由，多因饮食不节。产后气血空虚，易中风寒，胃气衰弱，不能容物，倘风寒容于外，食品积于内，则诸病悉起矣。此方能固表消食，顺血补气，连服数剂，诸症俱退。

【审查意见】此方治产后一切危症，此说欠妥。三五日以及二十余日，俱名曰产后，其间处方，大有分别。且按症处方，尚恐有误，岂能定以一方治一切危症之理？方后自注云：因饮食不节，易中风寒，果系如此，更"在半月以后之症，用此方或能见效"，否则不可用也（须去黄芪）。

48. 治产后食积水积腹痛方

治法：川朴、枳实、广皮、川军、山楂、粉草、槟榔、芒硝各三钱。

【审查意见】此即加味大承气汤，主治火邪太甚，大伤津液，屎硬不下，以致病人身如火焚，狂言不休等症。今于产后食积、水积、腹痛之症而用之，似有不相宜之处。食实者不可用。)

40. 产后无乳方

治法：白芷子五钱，炒过为末，黄酒冲服。

【审查意见】白芷子虽是下乳之品，但此一味恐其力薄而无效。姑存之以待试用。

41. 吹奶成疮方

治法：鹿角五钱，烧灰，黄酒冲服，外用香油调搽。

【审查意见】吹奶成疮，是由小儿鼻风吹入，阻血流通，而血瘀成疮。鹿角能消肿毒、化恶血，故治此症。再服活血消炎之剂，则更善矣。

42. 治妇人乳眼出血方

治法：麦冬三钱，半夏三钱，粳米一把，党参二钱，竹茹二钱，蜂蜜五钱，炙草钱半，水煎，和蜜服之。

【审查意见】此病甚属罕见，以理推之，不外血管壁薄弱，血液漏出，与乳汁混合。本方系古方麦冬汤加味，方尚不妥。唯须加白芍、阿胶、当归等，如有寒者，再加炮姜，则益善矣。

43. 产后初患痢疾方

治法：焦山楂、陈曲、麦芽、槟榔、生姜、红糖、白糖各等分，煎温服。

【审查意见】此方治初痢合宜。

44. 产后红痢方

治法：清茶、白糖各二两，煎水冲开温服。

【审查意见】治初痢病轻者或能愈之；如红痢重症，必不能愈，宜用芍药汤为妥。

45. 治妇人产后痢方

治法：大枣一枚，白矾一钱（入枣内），生姜二钱，三宗捣一处，用米汤引送下即愈。

四、胎产病

言语不得。用延胡、棕皮各一钱,煎汤,入陈酒三分,和药服。

【审查意见】失音不语,为声带即言语中枢之障碍。古以心有七孔三毛九窍,不合生理,姑不置辨。惟以此药疏通兴奋,亦治此症之一法。惟棕皮不切,宜去之。

第十论

产后腹痛兼得痢,或腹胀虚满者,皆因月中误吃生冷热物。而瘀血结聚日久,腹胀疼痛,米谷不消或脓血不止,水气入肠,冷痛或败血入小肠,变赤白带下。先服此药,逐去败血,然后调治泻痢:葛根一钱,煎汤,入童便、陈酒各三分,和药服。

【审查意见】产后泻痢,统属胃肠病,原因于胃肠之停滞。痢用当归导滞汤,泻用胃苓汤加消食之品。初起者足可告愈,不必拘以此方为治。

第十一论

产后百节疼痛,乃败血入于关节之中,聚结虚胀,不能还元之故耳。用酒半盅,牛膝一钱煎汤,入童便三分,和药服。

【审查意见】产后身痛,总因循环涩滞,压迫神经之故。治宜温通活血,血液畅行而痛自止。本方颇佳。

第十二论

产后有血崩如鸡肝,昏闷发热者,误吃辛酸之物所致。用樟柳根、杏胶各一钱,煎汤,入陈酒三分服。

【审查意见】产后血崩,色如鸡肝,是子宫血管破裂可知。急宜收缩血管,止血消炎,此方不切。

第十三论

产后昏迷惊慌,气逆咳嗽,四肢寒热,口干心闷,或背膊酸肿,腹中时痛,皆因血未还元,早吃热物,致有此症。

甚至日久则月经不通，黄赤带下，而小便或滑或涩。急服此药，用引同前。

【审查意见】昏闷惊慌，属神经之不安；气逆咳嗽，为呼吸器病；背脾酸痛及腹痛为血液瘀滞，不能疏畅之故。治当安神祛痰，活血通络。安神如朱珀，祛痰如贝母、橘皮，活血如归尾、赤芍，通络如丝瓜络、白蒺藜，少加童便。用前方不切。

第十四论

胸膈气满呕逆者，败血未净，心有恶物，肺气不清之故。不可作伤食治。宜服此药，用引同前。

【审查意见】心有恶物，似太不雅。当作心脏瓣膜障碍论之，以疏通胸膈之郁血，如郁金、元胡、降香之属。郁血通，而胸闷气滞之症自愈。

第十五论

产后小便赤色，大便涩滞，乃败血流入小肠，闭却水道所致，切勿认作淋症。当服此散，引用同前。

【审查意见】产后二便艰涩，乃血液虚弱之故。治宜培补血液，以滋润其机转，五仁汤之类。本方不切。

第十六论

产后舌干鼻衄，颈项生点者，败血流入五脏也。用当归一钱，酒半盅，煎汤，入童便三分，和药服。

【审查意见】舌干鼻衄，乃血热上行，当清热镇逆。本方温热，不切殊甚。

第十七论

产后腰痛眼涩或浑身拘挛，牙关紧闭，或两足如弓，状如中风者，因百日之内，过行房事。用鸟、蛤蟆、麻子各一钱，煎汤，入陈酒三分，和药服。

【审查意见】此为产后痉症，多系产后失血过多，神经失却充分灌溉,而起痉挛之象,宜大剂滋液安神。此方不切。又:麻子或即为麻仁,不详。

第十八论

产后脏腑不安,言语不得,咽喉作蝉声者,乃月中误吃热物,或停宿食而败血攻注。喘息间,上下往来,与牙关相紧,故有此症。用乳香一钱,煎汤,入陈酒三分,和药服。

【审查意见】统观十八论,欲以一方包治产后百病,未免牵强立论。但方中固有对症者,亦可预制备用。其陈酒为引,大可斟酌,热性病症,绝对不宜。至此论,咽喉作蝉声者,恐为痰饮阻碍,应豁痰利气,切勿拘执。专用陈酒,反致害事。

五、小儿科

（一）感冒

1. 治小儿受风方

治法：如小儿白睛发现蓝色，即系受风。如系男儿，即用哺女儿之母乳汁，少半茶杯，与哺受风之男儿之母乳汁，混合成半茶杯。取三寸厚之白萝卜一块，挖其心，将混合乳汁半茶杯盛其中。再放炙黄艾叶两片、荆芥穗一枚，置于大碗内，用锅炉蒸之。俟乳汁面有油皮时，取出将油皮挑去，同时并将艾叶、荆芥穗取出。立令小儿饮之，风症即愈。女儿受风，易用哺男儿之母乳汁，余同。

【审查意见】小儿体质脆弱，最易风寒侵袭。其一切表散之药，在周岁内，绝不可轻投。此方有温散消食之功，而无峻烈伤正之害，洵为小儿感冒之良方。

2. 治初生小儿风寒症方

治法：川军六分，川连三分，黄芩二分，钩藤五分，白芍五分，僵蚕三分，茯苓六分，连翘四分，甘草三分，广皮三分，生姜引，水煎服。

小儿在初生后，如遇肚腹发硬，眼睛不转，手足抽搐，不吃乳食，用前方灌之即愈。

【审查意见】大苦大寒，既清且泻。初生小儿，曷克当此。纵有肚腹胀满诸症，又须壮热炙手，方可一试。否则不宜。

3. 小儿中风方

治法：麝香银皮（即麝香壳）五厘，温水送下。

【审查意见】治小儿中风，太嫌含混。但即药效以推主治，此药兴奋，可治癎症卒仆，兹增订如下：

主治：治儿癎或中寒，卒仆神昏，四肢搐搦，厥逆自汗，痰涎壅甚者，以此兴奋之。

4. 小儿感冒第四方

主治：小儿初生三月，中风咳嗽膈上有痰者。

治法：党参一钱（蜜炙），生姜三片，水煎，和竹沥一钱，灌之。

【审查意见】果系中风，党参绝非所宜。

5. 治小儿感冒方

治法：以乌梅一钱，炙草二三分，鲜姜一片，煎成之水冲白糖一两，饮之。见小儿发际有汗为止，即愈。

【审查意见】如系痧症时疫，宜以薄荷、葱白、豆豉，易乌梅、鲜姜、白糖。

（二）惊风

1. 小儿惊风第一方

治法：墙上黑蜘蛛一个，如重者，可用二三个。将蜘蛛肚内白水，用手挤出，于小儿饮之

【审查意见】急惊风与慢惊风，天渊隔别，何能兼治？且治急惊宜清热豁痰，慢惊宜温补脾肾。黑蜘蛛肚水，究有何功，存疑待考。

2. 治婴儿风症方

治法：赤金一张、朱砂一分，黄连一分，甘草二分，广防风一分，上药共为细末。婴儿落地，即用开水灌下，可保脐风之症绝不发生。

【审查意见】婴儿初生风症，中医称曰脐风，即西医所谓之初生儿破伤风。其原因为破伤风杆菌，由脐窝向内产生，排泄毒素，循环于血液，能使脊髓之反射刺冲性异常亢进，故现一种强直性痉挛。此方清热镇逆，有安抚神经之

效,但宜少服。尤以保护及清洁脐部为要。

3. 治小儿搐风方

治法:羌活一钱,独活一钱,柴胡一钱,白芍钱半(生),黄芩一钱,僵蚕五个,全蝎五个,三岁以下之小儿,可照原方服食。若四五岁以上之小儿,每味不妨酌加四五分。

【审查意见】小儿搐风,原因非一。此方以羌独辛散为主,治感寒无汗。如《伤寒论》之所谓刚痉者,宜加葛根服之。外此则忌。

4. 治小儿妇女产后抽搐方

治法:冬桑叶钱半,甘菊花一钱,犀角钱半,竹茹钱半,丝瓜络二钱,生石膏四钱,羚羊角钱半,嫩生桑二钱,煎汤,空心服。

【审查意见】妇女产后抽搐,乃产后痉病,因失血液亏之故。宜补血滋液。是方苦寒泻热,不宜轻投。至小儿抽搐,除流行性脑脊髓膜炎及急惊之外,尤须慎用。

5. 小儿惊风第一方

治法:长虫皮(用头),鱼鳔头,水煎,温服。

【审查意见】长虫皮不详。

6. 小儿惊风第二方

治法:九胆星三钱,朱茯神三钱,橘红二钱,细米钩二钱,糖瓜蒌二钱,麦冬一钱,防风钱半,焦楂二钱,大腹皮钱半,神曲二钱,木通钱半,薄荷一钱。灯心、竹叶引,始服汤剂,日服一剂。嗣服丸药,日服二钱,每早空心服之。

【审查意见】惊风症搐、搦、掣、窜、反、视之八候,无论急惊慢惊俱有此候。设或误治,危象立至。急惊宜清火逐痰,慢惊宜温脾补血。此为治急惊之套方,若施之于慢惊,适以促其速死,慎之。

五、小儿科

增订主治：治急惊牙关紧闭，角弓反张，痰如锯声，两目上吊，面赤身热，气促无汗，有待于豁痰疏表者。

7. 小儿惊风第三方

治法：朱砂一钱，轻粉一钱，蒿虫五钱，共研细末，丸如菜豆大。用时以亲母乳汁为引，服二丸，即愈。

【审查意见】此系镇痉药。但轻粉辛燥有毒，《冷庐医话》谓：不若以蒿虫末和灯草灰服之，为简妙也。

8. 小儿惊风第四方

治法：生石膏一两，明朱砂五钱，研末，生蜜水送下，每服一钱。

【审查意见】石膏清热，朱砂镇痉，治急惊颇近理。但少祛痰药，应加枳、贝、胆、苓为是。

9. 小儿慢惊风方

治法：人参一钱，炙黄芪二钱，白芥子八分，炙甘草八分，姜、葱引，煎服。

【审查意见】慢惊系久病或吐泻之后，体质衰弱，营养障碍，因而神经起剧烈之变化。貌似风症，实无风可驱；虚痰上泛，亦无痰可逐。此方于培补之中，加白芥子之祛痰，治虚痰尚可，慢惊则无力。

10. 小儿预防风痘方

治法：二花一钱，红花一钱，桃仁一钱，芥稍一钱，赤芍一钱，当归、甘草各五分，煎服。初生小儿，十八日内用之。

【审查意见】此方活血利便，可解胎毒，以防疮疡之发生。但须少服为妥。

11. 小儿惊风第六方

治法：朱砂二钱，全蝎五钱，琥珀二钱，共为细末，生姜、葱白少许，煎服，每次八分。

【审查意见】小儿惊风,有一种发作性者。既非急惊之可大施清凉,又非慢惊之纯宜温补,月发两三次或一二次,缠绵无已。此方用朱、珀安惊镇痉,全蝎弛缓神经,或可治是等发作性者。可试用。

12. 小儿急惊风方

治法:蝉蜕二个,烧灰存性,黄酒送下。

【审查意见】治急惊风力不胜任,治慢惊则不切。

13. 小儿生下六天上惊风方

治法:桂枝一钱,归身一钱半,细辛五分,木通一钱,甘草一钱,大红枣三个,水煎,温服。

【审查意见】此厥门中之当归四逆汤也。景岳谓"太阳血少者,多有戴眼反张之症"。周虚中推斯意,尝用之以治搐逆。然则斯方之治抽搐,为何类乎?殆即颜白肢冷、血液不足之贫血抽搐也。用者务宜详审。

14. 小儿惊风第九方

治法:乌梅一个,煎汤灌之。

【审查意见】此方可于牙关紧闭之际,用以搽牙,俾灌汤药。

15. 小儿天吊惊风方

治法:钩藤钱半,明天麻八分,羚羊角四分,炙草三分,全蝎一个,人参四分,水煎数沸,空心服饮。如小儿内热痰盛,则减去人参。

【审查意见】天吊惊风,即两目上吊。古籍对于惊风之名词太杂,殊为欠当。清喻嘉言力关惊风之谬,颇多发明。唯因惊风一名,沿传甚久,欲其废止,似为不易。故于名词一项,姑置勿论。只期用方不误,转危为安,斯可矣。此清热、安脑、镇痉之剂,治急惊可也,但宜除去人参。

16. 儿科惊风清热止咳方

治法:当归一钱,桃仁一钱,青荷叶一钱,贝母一钱,生地钱半，元参八分，丹皮一钱，薄荷五分，赤芍五分，炒知母一钱，琥珀五分，郁金五分，胆星五分，僵蚕五分，桔梗五分，竹叶一钱，竺黄三分，双钩藤一钱，天麻二分。三岁以下服五分，三次匀分。三岁以上，一日服七分，分三次用。均用红蜜调之。

【审查意见】太嫌杂乱，不足为法。

(三) 痞块

1. 小儿腹中痞块方

治法：上鸡子一个，开一孔，加入木鳖子一个（打碎，去油），和匀，用纸包，以火煨熟。避风食之。

【审查意见】此方可杀虫消积。

2. 小儿痞疾方

治法：用常用之木梳，烤热烙之。

【审查意见】此方可备施用。

3. 治小儿痞方

治法：用针刺小儿两手十指内面横纹处（大指一处横纹，其后各指两处横纹，均须针刺）每日或二三日一次。初刺流淡水，后流黄色浆液，如丝状，断续针刺，水尽而痞病即愈。

【审查意见】小儿黄瘦腹大，俗称有痞。相传有割痞之法，此则以针刺之，用意略同。但此法不宜逐日行之。

4. 小儿痞方

治法：半夏一两，红枣肉、黑矾五六块，炮熟陈石灰五六块，研末为丸。如绿豆大，每日服七粒。

【审查意见】痞疾之主症，面黄腹大，身体羸瘦，为一种退行性病变。治法虽多，而大要以理胃肠为要。此方有半夏之和胃，石灰之解酸，黑矾消积，大枣补中，颇具妙意，唯无主治，兹增订如下：

主治：治痞疾面色黑黄、羸瘦、腹胀有块，痰液随呼吸作声。服此大便黑粪，积消胀灭，再理善后。

5. 小儿风痞方

治法：煅全蝎一条，煅蜈蚣一条，青皮一钱，莪术一钱（醋炒），三棱一钱（醋炒），甲珠一钱，牙皂一钱，鳖甲一钱（醋炒），研为细末。每用二分，调入鸡子内蒸熟。用黄酒引食之。

【审查意见】风痞者，既有抽搐天吊之风症，复有面黄腹胀之痞证。全蝎、蜈蚣能弛缓神经之拘急，棱、术、青皮可消痞证之积聚。然痞为积渐而成，有痞有风，当系慢惊，用此宜慎。

6. 治小儿痞证方

治法：用西瓜皮焙干研末，加红糖，用开水冲服，每次一茶匙。

7. 小儿痞证方

治法：透骨草五钱。将此味捣乱，贴小儿痞处，以一分钟为度，每日一次，连贴三次可愈。

【审查意见】痞病，西医谓之黑热病，原因于消化机能之障碍。其主要症候，腹大有块，面黄而瘦，肌肉不为饮食而增。治宜温通消导，恢复其消化机能。赤糖可温活血液。而西瓜皮究有何效，不详。透骨草贴痞块，其效尚确。

8. 加减消痞散

主治：小儿痞证面黄，饮食不消。

治法：使君子、青皮、陈皮、六曲、炒枳实、炒川朴、炒芦荟、山楂、苍术、焦白术、砂仁、吴萸各三钱，研为细末。每服一岁至三岁三分，四岁至七岁五分，一日早晚两服，汤水冲服。

【审查意见】方药与主治症状尚切。莲子、山药之类，皆可酌加。

（四）痨症

1. 小儿痨症方

治法：枭鸟一个，用小钱将鸟喉刺一窟窿，令小儿口就鸟颈，尽力吸其血，以血尽为止。

【审查意见】小儿痨症，种类不一，枭鸟血究有何益，其效不确。

（五）眼翳

1. 小儿眼翳方

主治：小儿缺乳致肌黄面瘦，眼生云翳，赤泽红肿，羞明怕日或生点花。

治法：炉甘石五分（水飞），石决明一钱，雄黄五分，白矾五分，朱砂五分，海螵蛸五分，自然铜五分，冰片二分，研细末。每用少许，夹入雄鸡肝内，蒸熟温食。大人用羊肝。

【审查意见】小儿哺乳不足，以致面黄肌瘦，眼生云翳，疳疾之症，于焉以成。鸡肝富有维生素，既可补益，复可明目。叶氏每取以治疳疾，颇验。又：查此方与叶方，大同小异，互有出入。尝闻经验者云，用此药以两目疲倦，而不欲视者为适应。

（六）痘症

1. 治痘症塌陷方

治法：以桑根之白虫，用新瓦上下覆之，其端开口处，用黄酒泥封固。置火炉上烤干，然后将烤干桑虫取出，研末（服），即愈。

【审查意见】痘症塌陷，审其为热结宜清，为正虚宜补。此方恐无效。

2. 痘症不灌方

治法：人牙二个，黄酒送下。

【审查意见】痘症不灌，多系气虚。应于解毒之中，兼以补托。此为古法，有否效果，尚难逆料。

3. 小儿痘症第三方

治法：赤小豆、小黑豆、绿豆，以上三味各一升，水半升煮熟，每日空心食之，能解毒不染。

【审查意见】三味俱能清热败毒，凡防御一切传染病，俱可预先煎服。

4. 痘后发斑眼红方

治法：柴胡五分，黄芩五分，赤芍五分，黄柏一钱，连翘一钱，甘草五分，水煎服。

【审查意见】痘后发斑眼红，是余毒未清。应清热解毒。方中应加银花二钱。

（七）麻疹方

1. 小儿时疫方

主治：出谷疮，发烧，发渴，面带赤色。

治法：乌梅三钱，白糖三钱，炙草五分。先将乌梅、炙草用一茶盅水煎之，至水剩半盅时，加入白糖，使小儿饮之。

【审查意见】所列病状，系时疫热症。宜清热解毒，如银翘之类，此方不切。

（八）黄水疮

1. 小儿黄水疮第一方

治法：川黄柏面二钱，冰片二分，共研为末，和香油，抹于患处。

2. 小儿黄水疮第二方

治法：取黑豆不拘多少，装沙瓶内，以头发塞口，倒置盘碟中，用牛马粪紧围燃烧之。则黑汁自瓶中出，收之即得。将所取之黑汁，敷搽患处。

3. 小儿黄水疮第三方

治法：黄柏一两，轻粉三钱，枯矾三钱，共研细末，用真芝麻油调搽患处，一次即愈。

4. 小儿黄水疮第四方

主治：专治小儿头面部黄水疮，如疮豆大，青黑色，顶出红水，用之即愈。

治法：陈柳树皮、猪脂油粥末各若干，树皮煨至焦黑研末，将脂油炼熟，和入树皮，再加粥末少许，成膏涂于患处。

【审查意见】黄水疮，最属绵缠。治宜燥湿清热，外敷干燥水分之药，上数方俱可备用。

5. 小儿黄水疮第五方

治法：大黄叶三个，甘草一钱，熬水，洗患处。

【审查意见】既属薄皮疮，其病根不深可知。大黄、甘草，清热消炎，洗之有效。

（九）耳病

1. 治小儿底耳病方

治法：以乌煤炭（即灰）研成细末，加冰片一分，纳于小儿病耳孔内，每用棉花塞耳数日，即愈。

【审查意见】宜先用沸过之水洗净，继以药末掺于其上，使之干燥，可期渐愈。

2. 小儿耳烂方

治法：铜绿钱半，枯矾一钱，儿茶钱半，梅片一分，研极细末，和清油调搽。

【审查意见】有止痛、渗湿、收敛之效，可用。

（十）口疮

1. 小儿口疮方

治法：吴茱萸三钱，研末，用陈醋调搽足心。

【审查意见】此引火下行法。凡上部火盛诸症，用之功效尚佳。

（十一）脐疮

1. 小儿脐疮方

主治：专治小儿脐眼出脓，如浆不止。

治法：侧柏叶三钱，韭菜根一两，童便，炉甘石。将韭菜根切碎为末，连同侧柏叶盛于茶碗内，童便满，入笼蒸好服之，并外敷炉甘石更好。

【审查意见】当以外科方法处理，尤要保持清洁。

（十二）肾囊肿

1. 小儿肾囊肿方

治法：蝉蜕一两，用水煎洗，效。

【审查意见】此化湿浊之方，故能有效。

（十三）泄泻

1. 小儿泄泻第一方

治法：鲜姜、葱白各等分，捣如泥，以黄丹丸如黑豆大。用平常膏药，贴于小儿肚脐，立愈。

【审查意见】此温暖之剂，治寒泻有效。伤暑水泻则不宜。

2. 小儿泄泻第二方

治法：凡小儿肚泻不止，以莜面三分之一，豌豆面三分之二，和水制成面条二三两，入锅煮熟。以蒜一二瓣，捣烂，投入加盐少许，以淡为妙，趁热食之即止。

【审查意见】此方宜施于久泻者尚可，若婴儿及初泻者，反有留滞之虞。

3. 小儿泄泻第三方

治法：鸡子一两枚，白矾少许，将鸡子打开，加白矾少许，用香油炒熟食之。

【审查意见】此止泻最普通之法，盖有白矾涩力故也，但初起者不宜。

4. 小儿泄泻第四方

主治：小儿虚弱泻症。

治法：酒连、广木香、东参、米壳各等分，共为细末。炼蜜为丸，如桐子大。每日早晚二次，每次用药三丸。

【审查意见】虚弱泄泻，因肠胃之衰弱而起。久之有变慢惊及疳疾之虞。故于泄泻，不可不善为调治。参苓白术散、五谷虫俱可用。此方减轻黄连，亦可取用。研末水送，不必做丸。

（十四）痢疾

1. 小儿痢疾第一方

治法：鲜姜、葱白各等分，捣如泥，用麝香少许，丸如黑豆大。用平常膏药，贴于小儿肚脐，立愈。

【审查意见】葱、姜、麝香善能温通。凡久泻久痢，所下澄澈清冷，贴之有效。时行热痢不宜。

2. 小儿痢疾第二方

主治：七岁以下小孩，血痢日久，肛不能收，每每下坠痛苦号呼，服此药立愈。

治法：诃子三枚，煨熟去核，研为细末，米汤调服。

【审查意见】此收涩之药，久泻久痢者方可。

3. 小儿痢疾第三方

治法：用干赤芍花不拘量数，黑糖炒熟，日喝三次，即愈。

【审查意见】赤痢尚可，白痢则效不确。

4. 小儿痢疾第四方
主治：小儿噤口痢疾。

治法：粟壳七个，红枣七个，乌梅七个，七寸草。

【审查意见】心痢噤口，多因热结，宜泻热涤垢。久痢噤口，胃气将绝，宜培中补胃。此方功专收敛，治噤口痢不切。

5. 小儿痢疾第五方
主治：男女小儿痢疾，不论赤白噤口。

治法：粟壳三钱，蝉蜕三钱，茯苓三钱，苍术二钱，滑石五钱，生花一两，白赤糖各五钱，水煎服。

【审查意见】方中粟壳收涩，苍术苦燥。初起湿热之痢疾，绝对不宜。

（十五）胎毒

1. 小儿胎毒第一方
治法：川连、条芩、黄柏、轻粉各等分，连、芩、柏三味研末，香油与药熬成稀膏，另再放轻粉面。

2. 小儿胎毒第二方
主治：小儿胎毒，头上生疮。

治法：猪油半斤，麻黄半斤，轻粉三钱。先将葱头煎汤，洗净患处，再将猪油、麻黄同煎至黑，去渣，入轻粉三钱，搽之。

【审查意见】小儿胎毒，多发之于头面，迭愈迭发，绵延无已，惜无特效之方。上列二则，备试可也。

3. 小儿胎毒第三方
治法：五倍子二钱，白芷五钱，花椒五钱，丝丹一两，枯矾七钱，研成细末，涂于皮肤。

【审查意见】花椒、枯矾，分量太重。丝丹恐为黄丹之误。

4. 小儿胎毒第四方

治法：五灵脂六钱，海螵蛸二钱，共研极细末，香油调搽。

【审查意见】此外敷之药，无足轻重，但须兼服解毒药为要。

（十六）脱肛

1. 小儿脱肛方

治法：五倍子五钱，生葱半斤。先用葱煮水，熏洗，将五倍子干研末，敷患处，五次即愈。

【审查意见】此为脱肛外治良法。但全身衰弱者，应内服强壮剂。

（十七）小儿杂症

1. 小儿杂症第一方

主治：十二岁以下小儿，疹后风，口歪眼斜，四肢麻木。

治法：牛黄一分，研为细末，滚水送。

【审查意见】非现神经症状，发热谵语者不可用。

2. 婴儿风火咳嗽方

治法：僵蚕二钱，细茶叶一钱。须将僵蚕用火炒黄，研细末，和以茶叶，开水冲之。病者晚睡前服用。

【审查意见】新感风火，微咳微热，用僵蚕宣散，茶叶泄热，其效颇确。

3. 治小儿热咳嗽方

治法：玉簪花七朵、白蜜三匙，凡小儿因受热咳嗽初起时，将前二味煎汁，温服极效。

【审查意见】玉簪之根有毒，不宜多服。

4. 小儿吐乳方

治法：蚯蚓粪五钱。将蚯蚓粪研末，用米汤调服。

【审查意见】因热吐乳者尚可。

5. 小儿杂症第五方

主治：小儿胃寒吐乳不止。

治法：藿香、拣砂仁、制半夏、潞党参、于白术、广木香、公丁香、炮姜、炙草，以上分量按儿童大小用之，生姜引，水煎服。

【审查意见】参、术非治呕吐专药，切宜慎重。方内除去参、术，加赭石较妥。

6. 小儿杂症第六方

主治：小儿有乳，食吃即吐。

治法：炒麦芽三钱，广陈皮一钱半，公丁香五分，鲜姜一片，红糖一撮，水煎服，一日三服。

【审查意见】此治胃寒停食之呕吐，感冒性者不宜。

7. 小儿杂症第七方

主治：小儿断乳而不肯断者。

治法：山栀子三个（烧灰存性），雄黄少许，辰砂少许，三味为末，生麻油、轻粉少许，调匀。孩儿睡了，抹于两眉上，醒来便不食了。

【审查意见】治法似奇，姑存备试。

8. 小儿眼翳方

治法：砂锅片，打碎研末，以箩过之，每饭前开水冲服一撮。

【审查意见】砂锅片有碍消化，似非所宜。

9. 治小儿痧症方

治法：石膏二两，川贝母四钱，红花三钱，荆芥一钱，地骨皮八钱，桔梗八钱，干葛一两，当归尾一两，甘草四

五、小儿科

钱,赤芍五钱,牛蒡子五钱,薄荷五钱,陈皮五钱,桑白皮一两,枳壳六分,制成细末。一二岁每服用三钱,四五岁每服用五钱,白水三盅,煎汤去渣服。

【审查意见】痧症多系炭气郁遏,麻痹各器官之机能。治宜窜透气机,通达血络,此方颇得其旨。惟石膏不宜煅用。

增订主治:治发热恶寒,手足逆冷,肢麻体痛,咳嗽胸闷者。

10. 治小儿腹胀方

治法:沉香二钱,莱菔子三钱,车前子二钱,丁香二钱,炒枳实二钱,葶苈子二钱,生大黄一钱,广木香二钱,青陈皮各二钱,椒目一钱,使君子三钱,干蟾皮一钱五、白芷二钱,汉防己二钱,滑石二钱,水和丸,加姜汁少许为丸,每早晚各服一钱,开水送下。

【审查意见】三岁以上之小儿,研和为散亦可。

11. 小儿却病方

治法:凡小儿软弱之症,俗名谓之有痞疾。即不思饮食,面色黄瘦,起动不便之病,可用推拿法。即每日早晚,将小儿十指推搽一次,约半时许,使其血脉流通。其搽时,系将小儿左手各指第一节,向内搽;右手各指第一节,向外推搽,是为补法。如小儿或患腹中结有食火,可用泻法,系将小儿左手指向外推,右手指向内推。其法虽同,然分内外,确为相反。此法行之民间,甚有功效。因奉前饬,理合将原法,记录抄呈以资研究。

【审查意见】推拿法确有卓效。唯系专术,必须充分熟练,断非临时可以妄用者。

12. 小儿咽喉肿痛方

治法:炮姜一钱,紫油桂五分,水煎服。

【审查意见】阴寒肿痛之特征,患处色淡而非紫红,脉搏虚大或沉细,足冷面白,方可用此大热之剂。否则抱薪救火,祸不旋踵,慎之。

六、耳鼻咽喉口齿眼病

（一）耳聋

1. 耳聋第一方

治法：用老葱黄芽塞耳内，无分昼夜，干时即换。

【审查意见】此方有吊炎之力。轻度外听道炎及中耳炎或可有效，但仍以治其病因为主。又：用时尤须注意者，不可损伤鼓膜，恐引起局部炎症之增剧。

2. 耳聋第二方

治法：猫尿，滴入耳内。

【审查意见】此民间通行方。鼓膜穿孔以及耳内有炎症分泌物者忌用。猫尿如有杂质及细菌，尤不可用。

3. 耳聋第三方

治法：甘草一钱，甘遂一钱，装入葱尖，塞耳内。

【审查意见】方意不明，暂予存疑。

（二）聤耳

1. 聤耳第一方

治法：鸡蛋一个煮熟，去白，用铁锅将蛋炒焦，炼成油。滴入耳内，以棉花塞之。

【审查意见】此亦通行验方。用时先以清洁棉花拭净耳内，否则无效。鼓膜穿孔及重症中耳炎，不可用，用亦无效。

2. 聤耳第二方

治法：冰片一二分，研细末。将耳内脓汁洗干净，再将上药吹入少许，以棉花塞之。

【审查意见】此方尚合法度，可以试用。但聤耳之来，普通多兼感冒，或有其他热性疾患，故医者不可但凭外治，必须标本兼顾为妥。

3. 聤耳第三方

治法：乳香、没药、轻粉各五分，煅龙骨、冰片各二分，研为细末。吹耳，日二三次。

【审查意见】此方可以止痛、消炎、制泌。用前先令耳内清洁，用后耳内药粉亦不可长久蓄留。

4. 聤耳第四方

治法：胆矾三分，清水一两，溶化滴入耳内。

【审查意见】此收敛剂，轻者有效。

5. 聤耳第五方

治法：石榴花烧灰五分，冰片一分，研细撒入耳内。

【审查意见】脓汁排除后，再用此收敛之剂。

（三）鼻流黄水

1. 鼻流臭黄水方

治法：丝瓜藤近根三五尺，烧黄捣碎，酒调，服一钱。

【审查意见】此《医学正传》原方，效否殊难确证。

（四）鼻衄

1. 鼻衄第一方

治法：本人头发灰三钱，水煎服。

【审查意见】发灰为止血专药，鼻衄当然有效。但以之内服，毕竟功效缓慢。同时，须参用对症治法，更须追求病因施治，则功效较捷。

2. 鼻衄第二方

治法：多年尿壶，火上烘热，熏鼻。

【审查意见】此藉尿臭刺激神经，间接的引起血管之收缩。但臭气令人难受，须注意之。

3. 鼻衄第三方

治法：乱发一团，烧灰吹入鼻内。

4. 鼻衄第四方

治法：西洋参二钱，生地五钱，苦酒引，水煎，温服。

【审查意见】此方有凉血收敛作用，血虚发热之鼻衄，可以用之。用量宜随症制宜。

（五）赤鼻

1. 赤鼻方

治法：硫黄二分，轻粉半分，杏仁十四个，同研捣如泥。临卧敷鼻，以愈为度。

【审查意见】此方能催进血行，制止炎症，慢性酒齇鼻（赤鼻）可以涂用。如兼便秘及血行障碍、生殖器病者，须施原因疗法。

（六）咽喉痛

1. 咽喉痛第一方

治法：麻黄五分，豆豉三钱，石斛二钱，生地三钱，白蒺藜二钱，荆芥三钱，防风钱半，花粉三钱，水煎服。

【审查意见】感冒后咽喉疼痛，发热恶寒，宜表散者，可以用之。再加生草、桔梗、薄荷、射干、川郁金等，则功效较确。

2. 咽喉痛第二方

治法：粉葛根二钱，金银花二钱，枇杷叶二钱半（去毛，炙），薄荷五分，冬桑叶二钱，小木通八分，淡竹叶一钱，贝母二钱，生甘草八分，水煎服。

大便闭者，加瓜蒌二钱，郁李仁二钱；胸闷加枳壳钱半（炒），麦芽二钱（炒）；小便赤短，加车前子三钱，灯心一钱。

【审查意见】感冒喉痛，发热多恶寒少者，可用。

（七）白喉

1. 白喉第一方

治法：龙胆草二钱，玄参五分，马兜铃三钱，板蓝根三钱，生石膏五钱，白芍三钱，川黄柏钱半，生甘草一钱，大生地五钱，瓜蒌三钱，生栀子一钱，水煎服。

舌有芒刺，谵语神昏者，加犀角一钱；大便闭，加大黄、枳实各二钱。

【审查意见】此治白喉古方，名活命汤。原方载《白喉忌表抉微》，现已采入本会出版《传染病学》"白喉症"项下。以白喉而有高热烦渴者可用。

2. 白喉第二方

治法：万年青根二三两，食盐一茶匙，清水少许，捣烂沥汁。含入口内，少待片刻，即行吐出，再含再吐，至少以五六次为度。

【审查意见】此含漱剂，有清凉退热之效。轻度口腔咽头黏膜炎，可以治愈。白喉患者亦可减轻局部之热痛。

3. 白喉第三方

治法：大黄五两，芒硝三钱，桔梗二钱，甘草一钱，水煎，调醋服。

【审查意见】喉痛而便秘者可用。

4. 白喉第四方

治法：斑蝥、轻粉、巴豆、蒜，捣烂。每用五分，涂手虎口二小时，即起泡，挑破拭净，用帛裹之。

【审查意见】此吊炎法，能减轻局部症状。真性白喉，不能治愈。惟涂于虎口一二小时内，即起泡。故时间不可太长，以免涂部疼痛。乃外治，有益无害之方法也。

5. 白喉第五方

治法：朱砂一钱，元明粉一钱，冰片五分，硼砂一钱，雄黄一钱，凤凰衣十个，研末，吹入喉内。

【审查意见】此白喉外治法。凤凰衣即鸡卵壳内之白膜。本方有清热、消炎、生肌之效。

6. 白喉第六方

治法：斑蝥一钱（去足翅，糯米炒黄去米），朱砂钱半，全蝎分半，元参钱半，冰片分半，麝香、乳香、没药各钱半，研为细末，放瓷瓶内备用。用时先取小膏药一张，烤开，将药末一钱撒上，再烤，乘热贴于项部痛处。半日后，必起小泡。以针穿破，另以无药膏药贴上。

【审查意见】此方对于咽头炎或可奏效，白喉决难见功。且用时对于局部发泡，尤甚审慎处治。如有其他病菌侵入，为害匪浅。

7. 白喉第七方

治法：黑栀子一钱，防风二钱，枳壳五分，连翘一钱，黄芩一钱，当归一钱，薄荷一钱，桔梗一钱，生地钱半，甘草五分，白芷五分，山豆根二钱，麦冬一钱，灯心三十寸，茶叶一撮，水煎服。

【审查意见】咽痛发热，微恶寒，舌赤，脉数而燥，小便短热浑浊者，可用。用量随症加减。

8. 白喉第八方

治法：大生地五钱，麦冬五钱，白芍二钱，薄荷钱半，元参四钱，丹皮二钱，贝母二钱（去心），生草一钱，水煎服。

【审查意见】此养阴清肺汤原方，治阴虚内热之喉症最效。有感冒性之恶寒发热者，不宜此方。

9. 白喉第九方

治法：冬莱菔叶，水煎服。

【审查意见】轻度咽痛可用，白喉无效。

10. 白喉第十方

治法：胆矾、白矾、火硝、冰片、山豆根、朱砂、鸡内金各等分，研细末，吹入喉内。

【审查意见】二矾、火硝须依法精制，以免吹入喉内作痛。

11. 白喉第十一方

治法：射干二钱，连翘三钱，炒大力子钱半，天花粉二钱，酒黄芩二钱，薄荷钱半，生地二钱，酒军四钱，木通钱半，贝母钱半，知母二钱，生草二钱半，灯心五钱，水煎服。

【审查意见】咽痛便闭者可用，小儿用量酌减。

12. 白喉第十二方

治法：西瓜霜，用老西瓜一颗，在根端用刀割口，盛入火硝一斤，将原皮盖上。用新瓦盆两个，相扣在内，用纸糊好，放南阴凉下四十九日。剖开，将瓜上白霜刮下，用药鼓吹入喉内。

【审查意见】此药对于真性白喉，能否治愈，尚无确证。但普通之咽腔口腔等炎症，用之颇效。

13. 白喉第十三方

治法：百草霜一钱，生蜜五钱，开水冲服。

14. 白喉第十四方

治法：川连、川柏、黄芩、栀子各钱半，水煎服。

【审查意见】清热降火，不兼表证者，可用。

15. 白喉第十五方

治法：甘草节一两，小黑豆半合、薄荷五分，水煎服。

【审查意见】能使疼痛缓解，肿胀渐消，轻症宜用。

16. 白喉第十六方

治法：生地四钱，元参三钱，寸冬三钱，归尾二钱，赤

六、耳鼻咽喉口齿眼病

芍钱半，丹皮二钱，龙胆草一钱，川牛膝二钱，焦山楂二钱，马兜铃二钱，郁李仁钱半，炒枳壳二钱，川朴根一钱，川大黄二钱，生甘草一钱，大青果一枚，水煎服。

【审查意见】不兼表证而便秘者，可用。

17. 白喉第十七方

治法：玄参四钱，生地五钱，贝母二钱，青皮一钱，白芍二钱，甘草一钱，丹皮钱半，麦冬二钱，桑叶三片，水煎服。

【审查意见】白喉末期而津亏者可用，初起不宜。

18. 白喉第十八方

治法：粉葛根二钱，僵蚕二钱，生地三钱，黄芩二钱，山豆根一钱，山栀二钱，木通二钱，浙贝三钱，甘草五分，蝉蜕一钱，冬桑叶一钱，水煎服。

【审查意见】咽喉疼痛，但发热不恶寒者，可用。

19. 白喉第十九方

治法：大生地一两，白芍六钱，元参八钱，丹皮四钱，薄荷二钱半，麦冬六钱，贝母四钱，银花三钱，连翘三钱，生草钱半，水煎服。大便不通，加大黄三钱，元明粉二钱；小便不通，加木通钱半，滑石粉钱半，泽泻钱半。

【审查意见】血热虚者可用，用量斟酌。

20. 白喉第二十方

治法：硼砂三分，牛黄一分，明雄三分，梅片一分，共研细末，用笔管吹入喉中，数次即愈。

21. 白喉第二十一方

治法：杭白芍六钱，寸冬肉三钱，生地三钱，天冬二钱，薄荷二钱，枳壳钱半，粉丹皮二钱，元参四钱，贝母二钱，连翘三钱，甘草一钱，水煎服。

【审查意见】此养阴生津方，白喉善后而阴亏者可用。

22. 白喉第二十二方

治法：西瓜霜一两，人中白一钱，辰砂二钱，明雄三钱，梅片二钱，共研细末，吹入患处。

23. 白喉第二十三方

治法：桔梗二钱，山豆根钱半，元参钱半，生地一钱，薄荷一钱，甘草一钱，白糖二钱，水煎服。

【审查意见】咽头黏膜炎、扁桃腺炎症状轻微者，可用。

24. 白喉第二十四方

治法：胆矾钱半，铜青三钱，人中白二钱，牛黄五分，冰片五分，麝香五分，共研细末，吹之。

25. 白喉第二十五方

治法：桔梗钱半，山豆根三钱，金银花二钱，粉草一钱，水煎服。

26. 白喉第二十六方

治法：吴茱萸二两，研细，好醋调匀，涂两足心（先用开水洗净）。

27. 白喉第二十七方

治法：薄荷五分，硼砂五分，冰片七分，雄黄五分，儿茶五分，共研细末，竹管吹喉。

【审查意见】以上四方，皆可备用。

（八）口疮

1. 口疮第一方

治法：胡黄连、金银花各少许，水煎服。

【审查意见】宜内外兼治。专张内治，效力缓慢。如兼大便闭结者，更宜调理便通为要。

2. 口疮第二方

治法：生黄檗一两，真青黛三钱，梅片钱半，研细末掺之。

【审查意见】与上方合用，奏效尤速。

3. 口疮第三方

治法：玄明粉五钱，硼砂五钱，冰片五分，朱砂六分，研细末，涂患处。

【审查意见】此冰硼散原方，清热消肿，兼能止痛。口腔及咽头疾患，最多赏用，效力亦佳。口疮可用。

4. 口疮第四方

治法：以人中白用水冲开，漱之。

【审查意见】人中白，坊间制炼简陋，不但气味闷人，且多杂质含混。医疗上虽不无相当功效，究嫌流弊滋多，殊属遗憾。此处用以含漱，可以硼砂、食盐等溶液代之。

（九）舌肿

1. 舌肿疼痛方

治法：生蒲黄三钱，研细。每次撒舌上一钱，一日一次，三日用完。

【审查意见】蒲黄有清凉功效，舌肿疼痛症候轻微，别无他种疾患者，可以用之。如因于热病而来者，但治热病即可。或双方兼而治之，尤妥。

（十）牙疳

1. 牙疳第一方

治法：用浓盐水一茶碗，时时漱之。

【审查意见】如有别种疾患，仍以治其本症为主。食盐水作含漱料，普通用百分之一至二即可，太浓亦非所宜。

2. 牙疳第二方

治法：红枣一枚，人言二分，将人言装枣内烧焦，研细。用米泔水将口漱净，抹牙上。

【审查意见】米泔水漱口，可以食盐水代之。齿龈破溃者，此方不宜。

3. 牙疳第三方

治法：芜荑、芦荟、川连各钱半，胡连二钱，黄芩钱半，雄黄一钱，大黄二钱，玄明粉二钱，水煎服。

【审查意见】此方清热通便，体实或有热症者可用。

4. 牙疳第四方

治法：人中白、硼砂各五分，研末搽之。

【审查意见】人中白须用炼制纯洁者，否则勿用。

（十一）齿衄

1. 齿衄第一方

治法：患处敷黄豆渣，其血立止。内服：熟地八钱，山药四钱，山萸四钱，云苓三钱，泽泻三钱，丹皮三钱。

【审查意见】外敷药能否止血，尚待研究。内服药当视现症何以为断。有热症者，此方不宜；阴虚火亢者，亦不切当。盖六味地黄汤，初非滋阴降火之剂耳。

2. 齿衄第二方

治法：川芎，不拘多少，煎汤，或饮或漱。

【审查意见】川芎止齿龈出血，陶弘景曾经记载，确否殊不敢必，药理亦不明了。宜去川芎，用丹皮、牛膝各钱半，煎汤服之，功效较佳。

（十二）牙痛

1. 牙痛第一方

治法：用葱两节，长二寸，塞入两耳，静睡一小时，即愈。

【审查意见】此法虽具诱导之力，可以减轻齿龈充血，但其刺激外听道，往往诱起外听道炎。又或插入不慎，以致鼓膜穿孔者，亦意中事，似以不用为妥。

2. 牙痛第二方

治法：元参五钱，生地五钱，麦冬二钱（去心），丹皮钱半,泽泻钱半。以此为主,上牙疼加条芩、木通、灯心各一钱;下牙疼加知母、黄柏各一钱。

【审查意见】血热阴虚者可用,感冒症忌之。

3. 牙痛第三方

治法:生地五钱,元参三钱,丹皮钱半,白芷钱半,乳没各一钱,桔梗二钱,甘草一钱,水煎服。

【审查意见】感冒牙痛、不恶寒者可用。

4. 牙痛第四方

治法:细辛、白芷、姜黄各等分,研细末,撒疼处。

【审查意见】此方刺激性强烈,齿龈肿者不可用。宜煎汤含漱,研末敷之不合。

5. 牙痛第五方

治法:石膏三钱,麻黄一钱,甘草二钱,茶叶一两,水煎服。

【审查意见】无表证者,麻黄可去。否则头部充血,齿龈肿胀,牙疼较前更甚也。

6. 牙痛第六方

治法:巴豆一个,花椒二粒,捣碎,白布包好,咬疼处。

【审查意见】此治蛀齿疼痛方,能使局部神经,暂时麻木,失却痛觉。但非根治之法。

7. 牙痛第七方

治法:川黄连四五分,开水冲饮一二次。

【审查意见】充血性牙疼,症候经浅者,有效。

8. 牙痛第八方

治法:玄参、生地、黄芩各等分,煎服。

9. 牙痛第九方

治法:置木炭火一小盆,放葱籽四五钱于火内,取青碗一个,内涂香油少许,覆碗火上,待烟气熏满取下,注酒一二两,搅匀。然后噙口,连漱数次即愈。

【审查意见】能否根治,尚属疑问。但对于局所疼痛,藉酒精之麻醉力,可以减轻。如兼齿龈充血,则不可用。

10. 牙痛第十方

治法:猪油,以白布包之。含于疼患处,嚼一二分钟,取出,即有虫在白布上。如无可再嚼之。

【审查意见】此方以猪油诱虫外出,疼痛自减。但能否诱出,尚待证实。既诱出后,对于口腔清洁,务宜十分注意为要。

(十三) 眼红

1. 眼红第一方

治法:归尾、防风、川连、杏仁、桃仁、明矾、胆矾、甘草各等分,水煎,温洗。

【审查意见】此方清凉收敛,急慢性结膜炎,均可用之。如有内热,须内外兼治为妥。

2. 眼红第二方

治法:鸡子一枚(去黄用清),黄连四分,冰片五分,先将黄连捣细末,然后共放一处,搅匀点眼。

【审查意见】药性清凉,消肿止痛,足可胜任。普通结膜肿痛,均可以用。冰片用量,不可过多,多则刺激强烈,充血肿胀,疼痛更剧。

3. 眼红第三方

治法:蕤仁(去皮捣烂),以人乳调涂。

4. 眼红第四方

治法:胆矾、铜绿、杏仁、黄连各一钱,浸水洗之。

【审查意见】以上二方,用于普通结膜炎,有消肿止痛之效。

（十四）眼缘疱

1. 眼缘疱方

治法：生南星一块，醋磨浓汁，时时搽之。

【审查意见】此治眼睑麦粒肿方，炎症初起时可用。如已化脓，务以挑脓消毒为主，此方勿用。

（十五）眼翳

1. 眼云翳方

治法：用白人龙一条，以竹刀切断，将流出白水搽上。即时疼痛，搽四五次即退清。

【审查意见】人龙即蚓虫，李时珍谓此药烧末或阴干为末，入汞粉少许，唾津调涂，能治一切眼疾，及生肤翳、赤白膜、小儿胎赤、风赤眼等症。《疡医大全》以此药与雄黄配伍，治眼胬肉。此处取汁涂治眼翳。毕竟药理如何，功效确否，无从悬揣，尚待研究证实。

七、外科

（一）痈疽

1. 痈疽第一方

主治：专治一切发背、痈疽、杨梅、无名肿毒。如溃后内有腐肉或流血水，将此丹撒上，即可化脓而自出矣。

治法：水银二两，火硝二两，白矾二两（升法与红升丹同，升后须加珍珠一钱）；麝香五分，冰片少许。

【审查意见】此方前三味升炼之后，即《疡医大全》内之小升丹，又名三仙丹，西医化学药中亦名三仙丹，乃古今中外确认为外科中之有效药品。若再加以珍珠，麝香、龙脑二香，则得效更速矣。兹将升炼法，功用，用法，方释，分述于此。

升炼法：将水银、火硝、白矾共合一处，在乳钵内，研至水银不见星为度。放阳城瓷罐内，罐口盖以铁盏，上加以铁梁，用铁丝在梁及罐底周围上下扎进。罐身及底，用纸筋泥涂一寸厚，盏与罐口接连之处，更宜涂布严密。俟干，地上钉钉三个，外露钉七八寸高。将药罐放置钉上，离罐七寸之周围，用砖砌成百眼炉。用木炭置炉内燃着，炉眼用风匣吹之。升炼三炷香之久，即去炉熄火。俟冷开视，刮下。加珍珠一钱，麝香五分，冰片少许，共研极细，瓷瓶盛贮，备用。

功用：对于一切痈疽、疮疖、疥癣、皮肤黄水浸淫等疮，杨梅、疳疮溃破之后，能去腐、提脓、生肌、敛口。

用法：疮口面干燥，将丹用水调涂，宜多不宜少，外用油纸膏贴之。疮口面湿润，将丹干撒，宜少不宜多，外用黄蜡膏贴之。疮口若深，将丹用棉纸作捻纴入，外仍用药膏贴盖。一日一换。

方释：水银本有杀虫消毒之力，白矾原有消肿、解毒、定痛之功，火硝化学名硫酸钠，又有破结散坚之能，合三味而煅炼之，即成为汞粉。更能驱逐湿秽，扫除污邪。其搜涤脓毒，去腐生肌之功，尤属伟大。况又加以通经、利窍、除秽、疗疮之麝香，及散火、通窍、止痛之冰片，与拔毒、生肌、敛口之珍珠，宜乎得效更速矣。

2. 治外科溃破不收口方

治法：斑蝥五钱，明雄三钱，晶明砂三钱，玄胡索五分，元参三分，麝香钱半，冰片七分，先将斑蝥、糯米拌炒，去足、头、翅。用时日上一次，不可太多，以愈为度。端阳节正午配合有效。

【审查意见】此方即胡学海一气丹，减去乳没、血竭、加朱砂，可定名曰加减一气丹。兹将功用，用法，方释，分述于后。

功用：对于一切痈疽、发背、对口，无名大小肿毒初起、已成、溃破、收口，用之均甚有效。

用法：初起者用水调涂疮上，次日即起疱消散。结核紧硬，用阳和解凝膏和此丹贴上，隔三四日一换。连贴四五次，其结核渐渐缩小，以至消失。已破者将丹撒上，外用黄蜡膏贴盖，能拔毒去腐而生新肉。不敛口者，将丹撒上，即能敛口。

方释：溃疡破不收口，原因多端。有腐肉未去不能收口者，有瘀肉内生不能收口者，有疮内阴寒不能收口者，有气血虚弱不能收毒者，总之，皆因诸毒内结，气血不能流通故也。方中用朱雄解毒去腐，斑蝥破结攻毒，元寸香利窍通经，龙脑香通窍止痛，元参消肿败毒、且能生肌，延胡索利气活血，大能收敛。其消肿、止痛、去腐、拔毒、生肌，长肉、通经、活血、去瘀、敛口之药，无不完备，非独功能敛口。且对于初起、已成者用之，均见奇效。

3. 白降丹

功用：治痈疽发背，疔毒诸疮。

药品：朱砂、雄黄各二钱（水飞），水银一两，硼砂五钱，火硝、食盐、白矾、皂矾各一两五钱。

制法：先以朱砂、雄黄、硼砂为末，入盐、矾、硝、皂、水银，共研匀，以水银不见星为度。用阳城罐一对，先将雄罐坐微炭火炉子上，徐徐起药入罐，化尽，微火逼干，将罐取起，此名曰稳胎。如火大太干，则汞气走，降药无效力。火太微不干，胎不固，降时药必倒下。其最难处，在此。胎果稳好，将雌罐对合雄罐上。用棉纸捻绳一条，在蜂蜜中蘸，围塞二罐合口处。复取半寸宽棉纸，用面浆糊合口四五重。再以羊毛或猪毛剪短，合黄土为泥，与棉纸在雄罐上糊四五重。地下挖一小潭，用小瓷盆盛水，放于潭底。将雄罐放盆内，以砖作两半规，挨潭口四边齐地，不可有空处，以防炭火落于盆内。雄罐上以生炭火盖之。外砌百眼炉，用小风匣在周围炉眼不时吹之，煅至三炷香之久。去火俟冷开看，约有一两余药，其白如雪。刮下研细，瓷瓶密贮。

用法：（甲）疮大用至五六厘，小者一二厘，水调敷疮头上。初起者涂之，立刻起疱消散。成脓者敷之，一二日即溃。有腐者用之，三四日其腐自脱。其妙在不假刀割，便见功效。

（乙）阴疽根脚走散、疮头平陷，即用七八厘或分许，水调敷于疮头坚硬处，次日即转红活。

（丙）疮毒内已成，久不穿溃，只须出一小头者，可用棉纸一块，量疮大小，剪一孔，以水调贴疮上。然后调丹点放纸孔内，揭去纸，以膏贴之。则所降之头，不致过大。反之令焮及良肉。

（丁）疮口若深，将丹用棉纸作捻插孔内。药捻长短粗细，按疮大小深浅。至四五日，用镊取之，其腐随捻而下。

（戊）疮内余腐未尽，用水丹少许，以纱布在丹水内浸匀填入疮内。一二次其腐即尽。

（己）浸淫皮肤诸疮毒，腐不去，用猪油和丹少许，涂布疮面，二三次其毒即消。

（庚）诸疮瘰疬痔疮生管，用丹作捻插入管内，四五日瘘管自脱。

（辛）鼻息、耳挺、斑痣，用针刺破，水调丹涂少许，三五日即落。初生小儿及妇女头面皮肉娇嫩，不可多用，否则必致漫肿贻患。

（壬）杨梅疮初起，用丹点之，可拔毒外出。唯此丹追蚀毒气，必至病根方止，所以点后疼痛非常。若内脓已胀，皮壳不厚，点之使不十分痛楚时，用蟾酥化汁调之，则此疼痛稍减。

（癸）凡痈疽以红升丹提脓，兼用珍珠收口。每见升提过甚，疮口四边起硬，亦有疮口新肉高凸者，不如用火气退尽之陈白降丹同珍珠散用之。不但四边疮口平坦，又且不留余毒。

（子）新炼之丹，火毒剧烈，用之疼痛难堪。可装入玻璃瓶内，在地内埋三个月，取出阴干。加入梅片一钱，熟石膏二钱，研匀，瓷瓶密贮听用。不唯火毒尽拔，且疼痛可减大半。

（丑）新炼之丹，欲完全用之不痛，可用玄色绸五寸，将丹研细，筛匀其上。以麻线捆扎，放瓦罐内。清水煮，约一伏时内换水三次。将绸卷取起,挂风处阴干。然后打开,以鸡翎将丹扫下,瓷瓶收贮。用之并无痛苦。

4. 红升丹

功用:拔毒去腐,生肌长肉,治一切疮疡溃后,疮口坚硬,肉黯紫黑。

药品:朱砂、雄黄各五钱,水银一两,火硝四两,白矾一两,皂矾六钱。

制法:先将二矾、火硝研碎,入大铜勺内,加火酒一杯,融化阴干,即起研细。另将汞、朱、雄研细,至水银不见星为度。再入硝、矾研匀。将阳城雌罐用纸筋泥抹一指厚,阴干。以竹扳常轻轻扑之,以防裂纹。如有裂纹,仍以纸筋泥补之,极干再晒。果无裂纹,方可入前药在内。罐口以铁灯盏盖定,盏上加一铁梁,上下用铁丝扎进。捻棉纸一条,蘸蜜塞于罐口周围,外用熟石膏末醋调封固。盏上加炭火数块,使盏热罐口封固易干也。地下钉三大钉,置罐于其上,下置炭火,外砌百眼炉。升炼三炷香,第一炷香用底火,如火大则汞先飞上;二炷香用大半罐火,以笔蘸水擦盏。三炷香火平罐口,用扇搧之,频频擦不可令干。干则汞先飞上。三炷香完,去火俟冷。开看霜气足盏,约有六七钱。刮下研极细,雌罐盛用。或收贮瓶内,以蜡封口埋土中十余日,以去燥性。但升炼时,须预备盐泥水,用笔蘸之,时扫口周围,以防裂纹,绿烟飞起。若绿烟一起,则汞气走散而药无用矣。

用法:

(甲)一切痈疽疮疡溃后,能拔毒去腐,生肌长肉。

(乙)一切痈疽疮疡,久不收口,疮口坚硬,用之即敛。

(丙)溃后,元气不充,及房事不禁,肉暗紫黑,用之立刻红活。

（丁）触动肉芽，破裂出血，用之其血自止。

（戊）因受风寒，疮内发痒，用之其痒自止。其功效诚难尽述。

红白二丹，俱阴阳升降之理，有水火既济之功。取热胀冷缩之作用，使药气结合成体，即气以成形之确症。国医原有之化学药，为外科中之圣药，诚夺命之灵丹也。而医家每因制法困难，多不深究或率意为之，故无大效。无怪近世言外科者，莫不归美西医。不知西学未入中国以前，吾国所恃以治外科病者，固未尝无灵药，特手术不及其精耳。诚能学彼手术，用我良药，是或一道乎。

5. 小升丹（亦名三仙丹）

功用：去腐提脓长肉，治小毒。

药品：水银一两，矾明一两二钱，火硝一两二钱。

制法：用铁锅一只，将药研细，倾入，上用平口宫碗一只（先用生姜片搽碗内外，则不炸）。盖定碗口，以潮皮纸捻挤扎紧，盐泥封口，碗底俱用泥固之。用炭二斤，炉内周围砌紧，勿令火出。如碗上泥裂，即以盐泥补之。升三炷香为度，冷时开看。碗内药刮下研细，瓷瓶收贮。

（二）无名肿毒

1. 无名肿毒第一方

治法：炒山甲一钱，皂刺五分，归尾钱半，赤芍五分，银花四钱，白芷一钱，贝母一钱，防风钱半，陈皮钱半，甘草一钱，乳香五分，没药五分，花粉三钱，水煎，温服。

编者按：此方有消肿排毒之力。凡属肿疡，脓未成者，服此可以消散。脓已成者，服此可促其速溃，洵外科应用之良方也。

【审查意见】此方即《证治准绳》之仙方活命饮，为疮痈圣药，岂独能治无名肿毒已耶。兹将其功用、用法、方释，分述于此。

功用：散瘀消肿，化脓生肌，治一切痈疽肿疡、发背、疔疮、痘疔、痘毒。

用法：研为粗末，无灰酒十茶盅（疮小者，五茶盅），入有嘴瓶内，莫犯铁器，以厚纸封口，勿令泄气。煎至三大盅，去渣。作三次服。接连不断，随疮上下，食前后服之。能饮酒者，服药后再饮三五杯，或水酒合煎亦可。服后侧卧睡一觉即效。如疮生背俞，皂刺为君，加紫花地丁；生腹膜，白芷为君；生胸次，加瓜蒌仁二钱；生四肢，金银花为君；如疔疮，加紫河车、草根三钱；毒在内，加大黄下之。

方释：一切疮痈肿毒，无非由于经络中血结痰滞，热毒蕴蓄而成。方中以穿山甲攻坚，以皂角刺达毒所，白芷、防风、陈皮通经理气而疏其滞，乳香定痛和血，没药破血散结，赤芍、归尾以驱血热而行之，以破其结，佐以贝母、二花、干姜，一以豁痰解郁，一以散毒和血，共为溃坚止痛宜矣。故用于肿而未成脓者可散，肿而有脓者可溃，已溃者可敛，实为疮痈之圣药，外科之首方。但荣卫强而中气不亏者可用，若脾胃素弱、荣卫不调，则宜用托里消毒散之法。

附：托里消毒散：

功用：治疮疡气血俱虚肿，不能溃，不能敛。

药品：人参、黄芪、白术、茯苓、白芍、当归、川芎、二花各一钱，白芷、炙甘草、连翘各五分。

用法：研为散，每服四五分，清水煎，徐徐服之。

方解：方中参、芪、术、苓、草以益气分，归、芎、芍以滋血分，银花、白芷、连翘以解毒，为治疮疡胃弱之良剂。

2. 无名肿毒第二方

治法：蒲公英不拘分量，连苗根共捣，醋调，敷肿处。

【审查意见】此药性苦寒，降多于升，有消热解毒之功，散滞化核之用。故对于一切疮疡初起，及无名肿毒初起，用新鲜蒲公英茎，捣如泥，敷疮上，立见奇效，屡试无爽。

3. 无名肿毒第三方

主治：无名肿毒，初起过大，疼痛难忍。

治法：金银花、粉甘草各二钱。

【审查意见】无名肿毒，不拘生于头面、手足、胸腹等处，其症焮赤肿硬，结核疼痛。而初起过大，疼痛难忍，系湿热之毒，蕴结过盛，致经络中之血液，不能流通，故疼痛难忍，所谓痛则不通也。忍冬花善解血液之毒，能清经络之泾，为散热、解毒、消肿、祛脓之品，用治一切痈疽肿毒，初起或已溃之后，均有奇效，故亦为外科中之圣药。惟鲜者力速，干者力缓，宜视疮之大小缓急，酌量拣择用之而后可。甘草能解肌表寒热，能泻内外邪热，有补有泻，能表能里，可升可降，入手足十二经络，和诸药而解百毒，合忍冬花而用之，功效尤伟。唯其用量，只各二钱，对于初起过大，疼痛难忍之症，恐剂不重而力不足，难以断言却除毒邪。若果有无名肿毒之确证，而在初起过大，疼痛难忍之时，则备用八钱或一两，浓煎温服，即不难于收效矣。

4. 无名肿毒第四方

治法：大黄、南星各一钱，共研细末，烧酒调涂，露其顶。

【审查意见】人之气血，周流不长，稍有壅滞，即肿矣。然肿有虚、实、寒、痰、湿、气、火、热之殊。查此方专治火、热、实三肿，实肿者肿而甚高；火肿之症，色红皮光焮热坚硬；热肿之症，其势微热微疼。三肿皆属于阳，大黄禀地之阴气独厚，得天之寒气独深，故其性质苦寒，泻实火热，调和血脉，消肿散瘀。生南星末，辛而质紧，而毒能拔毒，消肿散瘀活血，合大黄以治实火热。肿毒之初，即能使之消散，已成者涂之，能制止根盘散大。其用烧酒调和者，盖以其能行药使直达毒所也。

5. 无名肿毒第五方

治法：生黄芪、金银花、当归、粉甘草各五钱，研末敷于患处，久则见愈。

【审查意见】此方系内服之药，非外敷之方。岂独能治无名肿毒，即一切痈疽初起，未溃已溃，用之均效。以黄芪泻火止痛，助气托脓，忍冬花散热、消肿、解毒、祛脓，均为外科之圣药。当归补血和血，排脓止痛，甘草能和诸药，而解百毒。

6. 无名肿毒第六方

治法：自熟地八钱，麻黄八分，鹿角胶三钱，白扁豆二钱（可易为白芥子二钱），桂南三钱，炮姜炭五分，炙草五分，水煎服，外搽蟾酥丸。

【审查意见】此方即《外科全生集》之阳和汤，疗一切阴疽内陷，非肿毒阳疮之可用也。惟方内无白芥子而有白扁豆，系传写之误无疑。至方之分量及煎服法，外搽蟾酥丸，均有错误。盖以阳和汤用水、酒各半煎服，而蟾酥丸用搽疮肿毒则善。用于阴疽，则不宜矣。另将原方、用法、方释，述之于此。

阳和汤原方药品：熟地黄一两，白芥子二钱，炒研鹿角胶三两，姜炭、麻黄各五分，肉桂、生甘草各一钱。

用法：水、酒各一杯，煎服。乳岩加土贝母五钱。谨戒房事。无论冬夏不可妄行增减。体虚极者，肉桂、姜炭可加一二倍用，或加附子更妙。

方释：此方用熟地、姜、桂、鹿角以为温补之品，用麻黄以开腠理，用白芥子以消皮里膜外之痰。且熟地得麻黄，则补血而不腻膈；麻黄得熟地，则通络而不发表。用治诸疽内陷，如日光一照，使寒气悉解，故有阳和之名。

7. 燕窝疮方

治法：黄柏钱半，枣灰钱半，枯矾一钱，以上共细末，香油调搽。

【审查意见】此方即《医宗金鉴》燕窝疮下之碧玉散加枯矾是也。盖此疮生于下颏，俗名羊须子疮。初生小者如粟，大者如豆，色红热痒，微疼，破流黄水，浸淫成片，由脾胃淫热所致。故用黄柏以泻湿热，拔毒定痛，枣灰渗湿，枯矾止痒，兼可消毒止痛。合之以治此疮，得效甚速。

8. 无名肿毒第八方

主治：脑后所发无名肿毒。

治法：骡衣二钱，生麝一厘，铜绿一钱，共为细末，香油调搽。

【审查意见】此方骡衣未悉何物，即以铜绿、生麝二厘，用香油涂擦亦能生效。盖铜绿乃治诸恶疮之要药，麝香为外科之要药。

9. 无名肿毒第九方

治法：旱蛤蟆一个，剖开取肠，敷上即愈。

【审查意见】间以端午日在陆地所得之蛤蟆，谓旱蛤蟆，传有解毒消肿之功，可备应用。

10. 无名肿毒第十方

治法：取新切开之南瓜片，按疮上。

【审查意见】此方有清凉之效，初起宜用。

11. 无名肿毒第十一方

治法：生半夏、雄黄各一钱，为末，陈醋调涂。

【审查意见】此方用半夏、雄黄，甚有道理。盖生半夏，有开郁、发散、消肿、散坚之功，雄黄有解毒、杀虫、消肿、溃坚之力，为外科中之要药。二味合用，对于一切疮疡及无名肿毒，初起无脓之时用之，胜过二味拔毒散之功，定能奏效。

12. 无名肿毒第十二方

治法：党参钱半，白术钱半，炒山甲、香白芷各一钱，升麻、甘草节各五分，当归、生芪各二钱，皂刺钱半，青皮五分，水煎，兑酒服。

【审查意见】无名肿毒，初起只宜消散败毒，参术漫补，殊属无理。

13. 疮疡方

治法：槐花一把，用锅炒焦存性，研末，用开水和药末服之，服时加酒一杯。

【审查意见】槐花有清热之效。

14. 无名肿毒第十四方

治法：人新便之粪，装入旧箴子中，将口绑紧，用柴火煨之。不可烧黑，存性为度。铜锅炼蜜，炼成，将药末放入。贴时，摊布上。摊就，将鸡便之稀粪，放此膏中间，贴疮上。如无鸡稀粪，无甚效力。贴上立将毒拔出，疼痛立止。不数日后即愈。

【审查意见】此方大大不卫生，不可取用。

15. 无名肿毒第十五方

治法：斑蝥四钱（糯米炒黄），乳香五分，元参、血竭、没药、全虫各六分，梅片三分，上寸香三分，共为末，撒于消毒膏药上边，贴患处，一二张自消。

【审查意见】此方引赤之性，较消肿之力大。焮热肿盛者，不宜。

16. 无名肿毒第十六方

治法：金银花、粉草各二钱，开水煎服。

【审查意见】方稳效奇。应各用五钱，轻则寡效。

17. 无名肿毒第十七方

治法：轻粉、樟脑、红萝卜心各等分。惟轻粉微炒，共一处，捣如泥，贮瓶内勿泄气。疮未破者，用水调涂；破者，撒于疮面。

【审查意见】此药微有刺激性，一切坚硬结核，俱可用。

18. 无名肿毒第十八方

治法：大黄、南星各一钱，为末，烧酒调涂，露其顶。

【审查意见】初起者，可用醋调。

（三）疽疮

1. 疽疮第一方

治法：山楂二钱，赤糖二钱，加红花、桃仁，煎服。

【审查意见】活血止痛，应再加皂刺、赤芍，以通经络。

2. 疽疮第二方

主治：疮肿毒内攻。

治法：白菊花、金银花各二钱，水、酒各半，煎服。

【审查意见】二味清热解毒，为外科之圣药。肿胀焮热者，宜服。

3. 疽疮第三方

主治：专治时久不愈之阴疽。

治法：头发灰、硫黄为末，杏油调和。用鸡翎蘸药汁，轻擦患处。

【审查意见】阴疮不愈，则经久不能收口，甚至麻木不痛。此方有硫黄之温热，必能转阳作痛而速愈。

4. 疽疮第四方

治法：麻油二钱，血余一团，白蜡四分。将血余入油，小火烊化，去渣，入蜡候稍凉。棉纸剪块三张，摊之。揭半张，更换贴之，即愈。

【审查意见】此方有消肿之功,但重症无效。

(四) 缠腰

1. 缠腰火丹方

治法:西瓜皮晒干,用新瓦焙存性,研细末,新汲水,调敷患处。

【审查意见】腰部充血性红斑,初起症轻者可用。

2. 缠腰疮方

治法:陈皮研浓,和雄黄末涂之。

【审查意见】初起者可用,但其效力不大。

(五) 疔疮

1. 疔疮第一方

治法:黄花苗根一钱,老葱一棵,捣膏擦之,出汗。

【审查意见】黄花未审为金针菜,抑为黄花地丁(蒲公英)?此方刺激甚强,宜防引起焮肿为要。

2. 疔疮第二方

治法:葱白七斤,蒜心七节、杏仁尖七个,共捣如泥涂之。

【审查意见】与前方功用略同,而刺激更甚。

3. 疔疮第三方

治法:黄花苗根一钱,老葱一根,捣成膏,搽之出汗。

【审查意见】黄花,有黄花丁、黄花子、黄花地丁、黄花草之别,未悉此方所用黄花,究系何种黄花?须问明之后,再行审查。

4. 疔疮第四方

治法:鲜白菊花一株,捣烂取汁,陈酒熬数滚,服之。

【审查意见】菊花一味,捣汁服之,主治疔疮,《肘后方》曾记载之。此方与酒合用,服后势必出汗。宜于疔疮初起,憎寒发热之际用之。

5. 疔疮第五方

治法：鲜菊叶捣汁涂患处。

6. 疔疮第六方

治法：独头蒜切片，厚如铜钱，以艾灸之。

【审查意见】此方历代疡医，颇为推崇。灸时须历长久时间，所谓不痛灸至痛，痛灸至不痛是也。

7. 疔疮第七方

治法：桃仁剥去红皮，捣烂，涂之。

【审查意见】此方效否，殊难决定。

8. 疔疮第八方

治法：甘草三两，猪胆三个，熬膏，摊白布上，贴患处。

【审查意见】症弛缓者，但以此方外治即可。如急性者，须内外兼顾为妥。

9. 疔疮第九方

治法：猪胆一枚，趁温套指上，治手指疔。

【审查意见】手指疔大抵即为坏疽，外套猪胆，为通行方。但或效或不效，总以未化脓前用之为宜。

10. 疔疮第十方

治法：大青盐一撮，贯唇疔擦之即愈。

【审查意见】效否？未定。

11. 疔疮第十一方

治法：白菊花一两，紫花地丁一两，连翘三钱，煎服。外用三棱针刺破，再将生矾、黄丹各等分为末，撒上。主治蛇眼疔。

【审查意见】蛇眼疔生于指端两侧，亦瘭疽之属。此方内外兼治，并用刺法，当能有效。

（六）羊毛疔

1. 羊毛疔方

治法：生姜三大片，香附一钱，砂仁五钱，厚朴五钱，枳实二钱，川军二钱，焦山楂四钱，郁李仁五钱，木通五钱，水煎服。服后，用铜钱蘸凉水、麻油少许，刮背数十次，即有红点现出，用针挑破，拔毛即愈。

【审查意见】此方宜于心窝疼痛、食滞便秘者用之。

（七）臁疮

1. 臁疮第一方

治法：花椒一钱，白杨叶一钱，煎水洗之，再用杨叶末敷上。

【审查意见】轻者可用。如兼疼痛热痒等症，更宜酌加其他药品。

2. 臁疮第二方

治法：白马粪为末，涂三四次即愈。

【审查意见】是否有效，殊属疑问。但马粪秽浊腐败，病菌必多。用者慎之。

3. 臁疮第三方

治法：花椒水洗净疮面，将猪皮贴疮上，用棉布包裹，一次即愈。

【审查意见】单用猪皮贴之，恐无伟大效力。宜再撒以相当药粉为妥，其猪皮易以油纸亦可。

4. 臁疮第四方

治法：沥青一两，铜绿二钱，黄蜡二钱，乳香一钱，没药一钱。先研铜绿为末，入油调匀，次将黄蜡、沥青熔化，与铜绿一处搅匀。另用河水一碗，与药混匀，摊油纸上，贴患处。

【审查意见】沥青即松香。

5. 臁疮第五方

治法：木炭一两，苍术三钱（炒），黄柏三钱（炒），香油二两，黄蜡三钱，黄蜡熔化，与药末调匀涂。

【审查意见】臁疮渗出液旺盛时，用此方有吸收、制泌、燥湿之效。

6. 臁疮第六方

治法：官粉、松香、铜绿、银朱各三钱，共研细末，桐油调擦。

【审查意见】此方有效，但恐作痛耳。

7. 臁疮第七方

治法：蜈蚣三十条，红娘子三十五个，斑蝥、全蝎三十五个，蛤蟆五个，生半夏一两，香油六两，水煎去渣，入黄丹一两三钱，乳香、没药各四钱，官粉一两，黄蜡一两，冰片一钱，煎膏滴水成珠，桑白纸贴上。

【审查意见】久病不愈者，可以用之。

8. 臁疮第八方

治法：黄白皮一两，轻粉五钱，猪胆一个，先用茶水洗患处，后将药末与猪胆汁和匀涂之。

【审查意见】黄白皮恐为黄柏皮之讹。

（八）瘿瘤

1. 治瘤方

治法：五倍子一两，红信五钱，白信三钱，共研细，香油调涂。

【审查意见】此方有腐蚀性，瘤小者或可一用。

（九）瘰疬

1. 瘰疬第一方

治法：先用人言三钱，以面糊包，煨成黄色，研细末。次用田螺蛳五个，以竹刀切成薄皮，在南房檐下风干，用新瓦焙之，研细，以罗过之。再加梅片三分，真血碙砂四分，与螺蛳共合一处，研末。装瓶内，蜡封，勿令泄气。

用法：用厚蒜片中穿一孔，艾绒一团，加麝香二厘，在患处灸之。以见小泡为度，用针挑破泡皮。后用茶水调上药二厘涂之。再以江米麦面打糊，糊上棉纸七层，勿令透气。七日后揭开，疮孔流有毒水，用水洗净，再上药如前，用膏药盖之。待脓汁及烂肉无有时，另上八宝珍珠散收口。

【审查意见】此方注重腐蚀，初起可用。八宝珍珠散即儿茶、黄连、贝母、青黛、红毧、官粉、黄柏、鱼脑石、琥珀、人中白、硼砂、冰片、西牛黄、麝香。

2. 瘰疬第二方

主治：治瘰疬，无论已破未破均有效。

治法：老松香一两（研），杏仁三十粒，蓖麻子仁四十九粒，共捣烂和匀，以口津调敷，日三五次，一月后有效，三月后除根。

【审查意见】本方用老松脂生肌化毒，止痛排脓，杏仁消肿散毒，蓖麻子拔毒气外出，合用以治已破未破之瘰疬。长时间用之，必能收效。

3. 瘰疬第三方

治法：乌梅一两，轻粉三钱，以唾涎调捣乌梅为末，再加轻粉和匀涂上。

【审查意见】乌梅富含鞣酸成分，收敛之力甚强，瘰疬破溃宜收口者可用。

4. 治鼠疮良方

治法：以鸡蛋破一小口，将活蝎虎一个，装入，以纸封口，置于火炉旁，烤干研末，和净水，涂疮上甚效。

【审查意见】蝎虎，俗名壁虎，古称守宫。《青囊》方治瘰疬肿硬者，用壁虎一枚，焙干每日服半分，酒下，足征蝎虎治瘰疬，效用大著。本方外治，尤征卓越，洵有益无损之外治法也。

5. 瘰疬第五方

治法：川贝母、夏枯草各一钱，共为细末，白水冲服，每次二钱。

【审查意见】川贝有破结之功，夏枯草为瘰疬专药，合用甚安。但仍须内外兼治。

6. 瘰疬第六方

治法：海带一两，夏枯草一两，元参二两，甘草一钱，水煎服。

【审查意见】海带中含多量之碘质，为瘰疬之特效药，已为世界医学所共认。夏枯草清血热，消肿毒，元参有生津之功，甘草有缓泻之力，洵为治瘰疬之良剂。惜方中诸药，皆足寒胃，久服必碍消化，不可不知。

7. 瘰疬第七方

治法：甘遂、大戟、白芥子各等分，研细末，蜜丸如米粒。日服三次，每服三分，淡姜汤送下。

【审查意见】此《三因方》控涎丹原方，有痰者可用，瘰疬恐非所宜。且其刺激甚强，服后流弊尤多，用者慎之为要。

8. 瘰疬第八方

治法：老鼠疮，死猫烧灰为末，香油调搽。

【审查意见】死猫烧灰，杂质太多，效恐不确。

（十）背疮

1. 背疮第一方

治法：白皮豇豆一把、天花粉二钱，为末，香油调搽。

【审查意见】未破者可用。

2. 背疮第二方

治法：黑芝麻炒、寒水石、百草霜、飞罗面各等分，前二味先捣如泥，与后二味共合一处，香油调匀。再用油纸作袋，将药装入，然后贴于患处，三日即愈。

【审查意见】初起不甚焮肿者，或可有效。

（十一）脑疽

1. 脑疽方

治法：红蓖麻一两，松香三钱，龙骨三分，共为细末，水煎成膏，摊布上，贴于患部，一二次即消。

【审查意见】未破溃前可用，既破后勿用。

（十二）胯疽

1. 胯疽方

治法：人参一钱，黄芪三钱，川芎二钱，当归二钱，白术二钱，茯苓钱半，白芍一钱，银花三钱，白术一钱，甲珠二钱，皂刺二钱，草节三钱，上部重者，加桔梗；中部重者，加甲珠；下部重者，加牛膝；胸满者，不用甘草；痢疾加大黄。

【审查意见】本病为一种地方性疾病，编者于该病无深刻之经验，但治法以通达为是，参芪补益，初起不可骤用。

（十三）痔疮

1. 痔疮第一方

治法：猪苦胆二个，红皮蒜一瓣，以砂锅水煮之，漂去浮油，熏洗二三次。

【审查意见】痔核初起，此方可用。如兼有便秘、瘀血等症者，更宜内服和血通便之剂为妥。

2. 痔疮第二方

治法：木鳖一个（去皮），用凉沸水少许，在粗瓷碗底磨汁。以棉花蘸擦患处。

【审查意见】此方曾见李氏《本草纲目》木鳖子条下。以水磨汁，不如易以醋磨为妥。亦宜于痔核初起时用之。

3. 痔疮第三方

治法：荷叶熬水，熏洗患处。

【审查意见】荷叶有无治痔之效，殊难决定。但痔核初起，多用热汤熏蒸，或以温水洗涤，均可舒畅局部血行。久而久之，亦可痊愈。

4. 痔疮第四方

治法：没食子二钱（研碎），鸦片膏五分，猪油一两，三味匀和，每用半钱，作一粒如竹笋形，用手指擦之。

【审查意见】此治痔坐剂，有止痛退肿之效。

5. 痔疮第五方

治法：苦参二两，槐米一两（微炒），研末，装入猪大肠内，熬浓为丸，服用。

【审查意见】此清热凉血方，痔疮灼热肿痛者，用之相宜。

6. 痔疮第六方

治法：石炭酸皂少许，用开水洗之，一月愈。

7. 痔疮第七方

治法：黄蜡二两，白矾二两，三七六钱，共为细末，将蜡烊化为丸，如梧子大。早晚服一钱，百日愈。

【审查意见】此通瘀收敛剂，痔核可用。

8. 痔疮第八方

治法：金针菜二两，赤糖一两，水煎，空心服之。

【审查意见】金针菜一名黄花菜，即萱草之花，普通作蔬菜食用。此处用以治痔，未审功效确否。

9. 痔疮第九方

治法：菜油少许，涂疮上，其痛立止。

【审查意见】此方滑润痔核，只能取效于一时，不能根治。

10. 痔疮第十方

治法：黄芪六钱，升麻一钱，当归三钱，荆芥二钱，地榆三钱，槐实一两，水煎服。

【审查意见】痔疮出血，兼气虚者，可以用之。荆芥、地榆、槐实等宜炒用。无气虚之症者，黄芪、升麻，可以弗用。

11. 痔疮第十一方

治法：鸡蛋七枚，活蛇雏七个，胡油二两，用铁锅将胡油煎热，将蛇置油内炸死，后将鸡蛋打入油内，与蛇和匀，一次或二次服用。

【审查意见】活蛇雏不详，胡油疑为胡麻油之省笔。

12. 痔疮第十二方

治法：黄土、麦麸各适量，先用白布一尺二寸，制成有口袋子，将上药炒热装入，紧束小腹上。如冷另换，三次即愈。

【审查意见】此方外熨，有催进血行之效。轻度痔核，三四次或可奏效，重者则难胜任。

13. 痔疮第十三方

治法：滑石四钱，人中白二钱，猪胆一个，共为细末，猪胆汁和匀为丸。早晚饭前服之，服后忌饮茶水。

【审查意见】此方有清热利尿之功，痔疮有热者可用。

14. 痔疮第十四方

治法：葱根七个，黑豆、花椒各一把、槐树枝七节，煎好，熏洗。

【审查意见】此用熏洗，必刺激灸痛。痔疮肿痛，绝非所宜。

15. 痔疮第十五方

治法：皮硝一两，合滚水，又多年尿壶内蒸之立愈。

【审查意见】多年痔疮，局部凝滞者用之有效。

16. 痔疮第十六方

治法：鸡肠一副，地龙十条，棉油煎焦为末，黄酒冲服。

【审查意见】鸡肠治痔不详，棉油恐系棉花籽油之省笔。

17. 痔疮第十七方

主治：一切内外痔漏，即诸顽漏。

治法：鱼鳔、黄蜡各四两，明矾二两（研），朱砂一两（研），珍珠五钱（研），象牙粉五钱，先将鱼鳔用酒煮极烂，捣为膏，入蜡化尽，入矾并炒，和匀如桐子大。每服三十丸，空心酒下。

【审查意见】此方治内痔，或可根治，但非无力者所能配制，实谓不切实用。

18. 痔疮第十八方

治法：荆芥五钱，防风五钱，艾叶一两，椿根、槐根、桑根各一斤，水煎，乘热熏之。初起者有大效。

【审查意见】椿根、槐根、桑根之"根"恐系"枝"字之误。艾叶须用陈者，则无刺激作痛之弊。

19. 痔疮第十九方

治法：鸡肠一副、地龙十条，棉油煎焦为末，黄酒冲服。

【审查意见】鸡肠乃消渴、小便数遗、遗精、白浊之药，地龙为泻热、行水、通经络之药。若云能治多年漏疮，尚待高明证之，不敢断焉。

八、花柳科

(一) 梅毒

1. 杨梅第一方

治法：青粉、红粉各二钱，水银一钱，安息香三炷、蚊蚊草二钱，甘草二钱，冰片二钱，捣为细面，以生谷米用水冲起，取末和药面，做成七丸。每用一丸，置烟袋锅内，如吸烟法。一日一次，七日有效。

【审查意见】梅毒，古称杨梅，又名广疮，又名棉花疮、砂仁疮……皆为象形之名称。今人称为花柳者，因其毒得于花街柳巷也。考其治法，古方虽不乏精彩奇效者，但于症候，绝无系统的记载。自西历1905年萧定（Sohanbin）及何夫忙（Hoffmnu）①两氏研究细菌，确定病原菌为梅毒螺旋体后，病原说乃大进，遂有近日之特效药焉。然水银疗法，古籍久已赏用。奉为本病之特效药，西历十五世纪末，行之渐盛。盖因水银对于本病，不仅取效于一时，且可根治于将来。厥后又谓第三期梅毒，实因水银中毒而起者。卢氏、路氏力辟其说，但二氏仍谓使用水银。究属利害参半，能引起流涎、舌炎、口内炎等症。可知水银疗法，须谨防中毒。本方既非外擦，又非内服。吸烟而不燃质，此烟气随肺脏之瓦斯交换，达于血分，以杀灭病菌，中毒之虞当可减轻。惟宜常漱口齿以预防。蚊蚊草不详，存疑待考。

2. 杨梅第二方

治法：明雄、花椒各五钱，杏仁一百粒，捣烂酒合为

---

① 弗里兹·萧丁（Fritz Schaudinn）与埃里克·霍夫曼（Erich Hoffmann）

丸，如梧子大。每服五十粒。

【审查意见】此较服轻粉毒品稳健多矣。惟不宜用酒合丸，可易以蜜丸为妥。

3. 杨梅第三方

治法：真轻粉、南红花、桃仁、红枣儿各二钱，共为末，蜜丸。

【审查意见】轻粉虽能暂效，然毒气入骨，为祸至烈。万不得已而用之。宜另煎土茯苓汤，频频饮之为要。

4. 杨梅第四方

治法：六零六注射甚效。

【审查意见】此为花柳病之要药，久已信于世界。惟注射器须严厉消毒。注射手术，尤须惯行熟习者。否则危险甚大，不可不知。

5. 杨梅第五方

治法：轻粉五分，红粉五分，朱砂八分，巴霜三个，水银三分，红枣七个。以上五味为末，将枣蒸熟去皮核，为三丸。将丸放于木炭火上，再盖孔碗，孔上用白水面捏嘴通孔。无论轻重，均可服。

【审查意见】经此一煨，轻粉之毒当必可减。然药性太峻，以少服为是。

（二）横痃

1. 痃疝方

治法：炒防风、木通、酒熟军、紫苏、丹皮、泽泻、牛膝、黄柏、知母、薄荷，煎汤，温服。

【审查意见】此为鼠蹊部淋巴腺胀大之症。在梅毒硬性下疳，谓之无痛性便毒，不化脓；在软性下疳谓之横痃，多化脓。又：阳物无疳，而鼠蹊部胀节者，俗谓左为鱼口，右为便毒，皆可酌用。［编者按：宜去紫苏、薄荷，加山甲片、皂角刺（制）、乳没、桃仁、川红花等，则效较佳。]

（三）淋浊

1. 淋浊第一方

治法：用不见日之白椿树根一条，在火上焙干，再与核桃夹皮、老葱，不论多少，于砂锅内用水熬之。将热水随意服之，即行痊愈。

【审查意见】花柳之病有三：梅毒、下疳、淋病是也。当中古时代，细菌学尚未发明，对于花柳病之病原，有三病一毒说，即同毒说；有三病二毒说、即一毒说，议论纷纷，莫定一是。迨后，萧定、何夫茫两氏就细菌之形状，证明三种病之区别。即梅毒为梅毒螺旋体，淋病为淋病重球菌，软性下疳为软性下疳杆菌，始确定也。淋病感染之因，多由不洁之交媾，故须注重灭菌。若因热而淋，恐系小便频数，非真淋也。宜用清热利便，知母、黄柏、滑石、木通之类可用。何必若是烦琐哉？

2. 治淋症方

治法：益智仁、川草薢、石菖蒲、乌药、赤苓、甘草各等分，水煎服，服时加白盐一撮。

【审查意见】慢性白浊尚可，急性淋症不宜。

3. 治茎中痛方

主治：吊白小便不利，茎中痛。

治法：黄柏三钱，真龙骨二钱半，牡蛎二钱，天仙子二钱，细木通钱半，车前子二钱，生草梢二钱，灯心、竹叶为引，水煎服。

【审查意见】尿道灼热作痛、淋沥不通者，可用。

4. 吊白方

治法：将鸡蛋一个，打破，再用大黄面五分，和于蛋黄内，用泥纸将破口封好，再用火焙干。共分三次，一日服

八、花柳科

完,开水下。

【审查意见】此古传单方,名将军蛋,治淋浊久已历验。惟缓性,非多服不效。

5. 收风白浊方

治法:川牛膝一两,乳香一钱,蔡瓢三钱,水煎服,三四剂,即愈。

【审查意见】牛膝通血止痛。蔡瓢,恐为苦瓢之误,苦瓢下水通淋。为治血淋之方,白浊不切。

6. 淋浊第六方

治法:独木草七根,千里尘一块,水煎服。

【审查意见】二药不详,存疑待考。

7. 五淋方

治法:陈药锅五钱,川芎五钱,火龙皮五钱,小茴香三钱,车前子三钱,共为细末,炼蜜为丸,如梧桐子大。每服七丸,早晚服,盐水送下。膀胱湿热,便黄茎痛,小便不利,此药能渗湿热。

【审查意见】此方太无意识。陈药锅有中毒之虞。火龙皮据武乡段志林君之考证,谓即熟铁皮,主治镇心平肝、定惊疗狂、消痈解毒、健脾胃。

8. 淋浊第八方

治法:小茴香三钱,研末,重者加倍,黄酒送下,甚效。

【审查意见】茴香、黄酒,性属温热,淋症多有发炎之处,切宜忌之。方药与病症不合,决不可用。

9. 淋浊第九方

治法:川芎、猪苓、黑豆、猪毛各二钱,共炒,研末,开水下。

【审查意见】猪毛火炒,气臭难堪,且不合卫生,宜删。

10. 下淋第一方

治法：元参三钱，木通三钱，黄芩二钱，结结草二钱，甘草二钱，以上六味水熬熏之。

生麻五钱，大黄五钱，白糖一两，以上三味，再加童女十岁尿煎服之。

【审查意见】童女便欠妥。生麻不详。结结草据段志林君称，即凤仙花之别名。

11. 治受风淋症偏方

治法：将鸡蛋打一小孔，使蛋清流出，装白胡椒七粒，将口糊住，置于火炉旁，用碗扣住，俟干，研为细面。用开水冲起，空心服之。

【审查意见】慢性虚寒之白浊尚可，淋症欠妥。

12. 气血寒淋方

治法：黄芩三钱，赤苓三钱，猪苓三钱，桂枝三钱，生姜三片，煎服。

【审查意见】黄芪为强壮性利尿药，凡慢性久淋者，可宗之。桂枝、生姜，皆与淋症不合。

13. 下淋第二方

治法：核桃夹子二十片，轻则当茶喝，重则水煎服。

【审查意见】核桃夹纵有温涩力，但泡汤服，其效不确。

14. 下淋第三方

治法：核桃仁一升，每次核桃仁十五个，捣开净水煎，日服二次。

【审查意见】核桃温补滋养，慢性白浊可用，急性淋不宜。

15. 淋浊第十五方

治法：莲须、龙骨、通草各五分，水煎服。

【审查意见】慢性淋症虚弱者可用。

八、花柳科

16. 淋浊第十六方

治法：牛肾一钱，研末，黄酒送服。但有虚火者忌。

【审查意见】急性淋症不宜。

17. 淋浊第十七方

治法：小茴香三钱（醋炒），马兰花四钱，昆布四钱，青盐钱半，为末，水送。

【审查意见】急性淋症，疼痛炙热，甚者不宜。小茴香内服，每剂以五分为限，多服有中毒之虞。

18. 五淋白浊方

治法：鸡子一个，将大黄一钱，装入蛋内，用柏枝燃火煮熟，空腹食之。

【审查意见】此乃为将军蛋方，但不必拘以柏枝燃煮。

19. 白浊方

治法：茵陈、猬皮刺、二花、连翘各二钱。

【审查意见】五淋白浊，方书多连称之。然二症之原因与症候迥不相同。淋症必点滴而痛，白浊缺如，虽有时亦点滴难下，然绝不痛。其原因，淋症因不洁之交媾，感染淋症球菌；白浊则非是。凡膀胱加答儿、肾盂炎、尿道炎、膀胱结石，俱能发现白浊之症候。治淋症以杀菌解毒为主，治白浊以利湿化浊为首。此二症不同之焦点。本方利湿清热，为消炎之功，宜于白浊有炎症者。

20. 淋浊第二十方

治法：鸡蛋一个，斑蝥一个（去头尾），装入蛋内，用面封好，蒸熟食。再服八正散。

【审查意见】斑蝥大毒，服后恐下血丝，反生不适。八正散为水通方，尚可用。

21. 淋浊第二十一方

治法：陈黄麦秆，不拘多少，熬热服。

【审查意见】初起症轻者有效。

22. 慢性白浊方

治法：赤苓三钱，川草薢三钱，车前子三钱，归尾三钱，小生地三钱。虚加覆盆子、菟丝子各三钱；实加牛膝、粉丹皮各一钱；热加知母、黄柏钱半；寒加乌药、广皮各钱半；小便不利加滑石二钱。水煎，温服。

【审查意见】此方系本会常务理事时逸人传。对于生殖泌尿器病，除虚寒之小便频数外，如热直小便淋浊、小便淋漓泚痛，以及下疳等类，俱可治。加减亦切。

23. 淋浊第二十三方

治法：核桃夹、瓦松各二两，水煎服。

【审查意见】瓦松生屋瓦上及深山石狭缝中，叶厚细长而尖。淋浊用之，是否有效，尚待试验。

24. 淋浊第二十四方

治法：川草薢、瞿麦、石韦、白果、滑石、甘草各三钱，水煎服。

【审查意见】此利水之方。治白浊可加苍术、黄柏，以清湿热。

25. 淋浊第二十五方

治法：木通七钱，滑石三钱，黄荆子二钱，粉草四钱，空心煎服。

【审查意见】利湿通套药。黄荆子不详。

26. 淋浊第二十六方

治法：香蚊草、白糖各二两，水煎服。

【审查意见】香蚊草一药，承段志林君热心之考察，送来标本一束，谓有理气开阖之功。治气癃、气淋等症甚效云。

27. 淋浊第二十七方

治法：酒军八钱，研末，以蜜和丸。温水送下。每服五分,日服二次,食前服。

【审查意见】川军能荡涤污垢,治急性淋病有效。治白浊则不切。

九、皮肤科

（一）黄水疮

1. 黄水疮第一方

治法：新砖磨粉，撒患处。稍干，布包，使疮落皮，即愈。

【审查意见】此方用于黄水疮（湿疹）之湿润期，虽不无吸收干燥等效用，但其中杂质参混，又多不洁之物，用时最宜慎重。

2. 黄水疮第二方

治法：雄黄、川椒、防风各五钱，水煎，每日洗一次，或三五次，连洗七日。

【审查意见】外洗之后，仍须外敷药粉，或涂药膏之类为妥。

3. 黄水疮第三方

治法：白糖一两（炒），白木耳一两（炒），研细末，和以香油搽之。每日三次。

【审查意见】此方可以减少分泌，黄水疮用之当能生效。但如渗出物旺盛时，单以药末撒之即可，无需和油。

4. 黄水疮第四方

治法：苦瓜（连秧带花），焙干研细，用香油调搽患处。

【审查意见】未破溃或结干结者，可用。

5. 黄水疮第五方

治法：绿豆、松香各等份，研细末，香油调敷患处。如患处湿润，即将药末撒之，勿用油调。三四次愈。

【审查意见】此方清热燥湿，兼能止痛，可以施用。

6. 黄水疮第六方

治法：红枣八钱（去核焙干），黄丹四钱，白矾四钱，松香四钱，共为细末，湿疮干擦，干疮香油调搽。

【审查意见】此方有燥湿收敛之效，可用。

7. 黄水疮第七方

治法：轻粉、蛤粉、黄连、石膏各等份，研为细末。用香油拌匀，涂之。

【审查意见】湿疹红斑期及丘疹期可用，湿润期炎症亢进者，也可用。如分泌物过多，香油勿用。

8. 黄水疮第八方

治法：石膏、蛤粉各一两，轻粉二钱，黄柏五钱，青黛三钱。

【审查意见】湿疹分泌亢进、灼热瘙痒、疼痛者，此方研末撒布，自能收效。但一方仍须注意全身症候，以作根本治疗。

9. 黄水疮第九方

治法：桃、柳、槐枝各一撮，花椒十四粒，葱白四寸，熬成药水。用新棉布频频温洗。

【审查意见】有消散作用，初起者其效尤大。外洗之法皆无害有效也。

10. 黄水疮第十方

治法：黄酒、烧枣、香油各一钱，涂抹患处。

【审查意见】破溃者用之不宜。初起可用。

11. 黄水疮第十一方

治法：白矾三钱，明雄黄三钱，儿茶一钱，灯心二钱，共研细末。香油二两煎滚，紫草一钱少煎，澄清去渣，再如黄蜡一钱，放瓷罐内。先搽油，后撒药末。

【审查意见】初起可以照用。已破溃者，但用药末即可。

12. 黄水疮第十二方

治法：粉甘草，炒黄，研末，用香油调搽。

【审查意见】结痂期可用。

13. 黄水疮第十三方

治法：槐条烧灰，香油拌搽。

【审查意见】破烂者不宜用。

14. 黄水疮第十四方

治法：辣椒（大者）一枚，用麻油炸枯，除去辣椒，将油搽上。

【审查意见】未破者或可有效，已破及结痂落屑者，均不可用。

15. 黄水疮第十五方

治法：大纸炮一个（取药），松香一钱，枯矾一钱，共研细末，香油调匀，涂之。

【审查意见】此方燥湿收敛之力强盛。湿疹湿润期，可用之。香油仍宜除去为妥。

16. 黄水疮第十六方

治法：黑豆一撮，烧油，连抹数次。

17. 黄水疮第十七方

治法：用烧饼炉内焦土，研细，入香油，调搽。

【审查意见】以上二方，结痂中期有效。因其有吸收水分之用也。

（二）疥疮

1. 干湿疥方

治法：狼毒三钱，水银三钱，核桃仁七个，共为细末，分七份，每夜用一份，灌于褥单上，七日酒尽即愈。

【审查意见】此方治疥亦效，盖狼毒性质辛平，疗恶疮疥癣；水银辛寒有毒，杀虫消毒；胡桃仁渗湿润燥，收涩杀虫，去皮肤瘙痒故。对于干湿两疥，用之最宜。本方刺激性太强，用之过久，恐引起皮肤之炎症。

2. 疥疮第二方

治法：蛇床子一两，硫黄一两，猪板油二两。蛇床子、硫黄二味，为末，再用猪板油共捣一处，拿夏布包搽，数次即愈。

【审查意见】此方治疥亦效，盖蛇床子渗湿消肿，疏风止痒；硫黄消肿止痛，治疥特长；猪油湿润，生肌收敛，以治诸疥，定能收效。但此方力弱，须多用为妥。

3. 疥疮第三方

治法：雄黄三钱，白矾钱半，铅粉一钱，硫黄二钱，松香钱半，甘草钱半，研末，猪油调搽。

【审查意见】此方用治诸种疥疮，必获奇效。盖疥疮之来，由于湿热。湿热酝酿，化生疥虫，故挚生蔓延，日久难愈。此方雄黄性热，解毒杀虫；矾石性涩，去热燥湿，蚀恶解毒；铅粉消肿疗疥，止痛生肌；硫黄疗治诸疮，杀诸疥虫；松香却湿止痒，化毒排脓；甘草能和诸药而解百毒；再以猪油之滋润，调和以上之药，用涂诸种疥疮，定获效无疑矣。

4. 疥疮第四方

治法：大枫子三钱，木鳖子三钱，轻粉二钱，杏仁二钱，花椒一钱，白砒一钱，雄黄一钱，硫黄三钱，荆芥一钱。上药九味，共为细末，用香猪油四两，连药捣在一处。再用生白布包住，在红火上烧出油质，搽之，其效甚大。

【审查意见】此方用治诸疥，效且便利。盖大枫子仁，攻毒杀虫，善医疥癞，为外科之要药。木鳖子油专疗恶疮，兼医诸疥，为皮肤之良品。轻粉搜涤毒邪，善驱淫秽，杏仁辛能发散，消肿灭虫；白砒辛热大毒，故能以毒化毒，疗疥杀虫之力无比。雄黄性热有毒，故能以毒化毒，疗疮治疥之功颇著。硫黄疗疮杀虫，疥疮圣药。花椒散寒燥湿，杀虫灭瘢。荆芥辛温，解毒散瘢。猪油润滋，调和诸药。共捣如泥，用白布包裹，烧出油珠，乘热涂擦患处，非惟收效迅速，而且便利无比矣。（编者按：调制精巧，药亦对症，治疥当然有效。）

5. 疥疮第五方

治法：香猪油二钱，水银三分，胡桃仁二钱，大枫子一钱（去皮），铅粉五分，轻粉三分，共研布包，擦身，木炭火烤至痊愈。

【审查意见】此方用治疥疮，定能收效。盖水银能疗诸疮，杀虫消毒之力无比；大枫子善医疥癞，攻毒灭虫之能甚伟；铅粉消肿疗疥，能止痛生肌；汞粉善驱淫秽，能搜涤毒邪；兼之胡桃仁散肿去毒，香猪油滋润收敛。调和一处，遍擦患部，加以木炭火烤，则药力乘热而入腠理，淫邪之毒，乘热发散外出矣。

6. 疥疮第六方

治法：藿香二钱，蝉蜕一钱，水煎，空心服。

【审查意见】此方有疏表之力，疥疮瘙痒者，可以轻减，但非根本治法。

7. 疥疮第七方

治法：猪油二两，水银三分，核桃仁二钱，大枫子一钱（去皮），官粉五分，轻粉三分，共研布包擦之。

【审查意见】此方有杀除疥虫之力可用。

8. 疥疮第八方

治法：大枫子三钱，硫黄二钱，艾叶一钱，猪油二两，共捣擦患处。

【审查意见】大枫子及硫黄为疥癣良药，用之当可有效。

9. 疥疮第九方

治法：冰片、黄丹、送香、官粉、乳香、没药、硫黄、轻粉各等分，共研细末，猪油和匀擦之。

【审查意见】此方有杀虫、解热、止痛、止痒等效，疥疮用之，自能奏效。

10. 疥疮第十方

治法：鸽子粪十个，硫黄一两，大枫子十四个，黍子三钱，重加潮脑一钱，研细，用猪油调匀，再以陈甘草烤患部，然后擦之。

【审查意见】樟脑（潮脑）具兴奋性，可以制止痛痒，疥疮经久不愈，瘙痒奇甚者可以加入。

（三）癣疮

1. 癣疮第一方

治法：生南星、生半夏、川乌、草乌一分，共研细末，陈醋调擦。

【审查意见】如系干癣，可用油脂调涂。

2. 癣疮第二方

治法：土茯苓三钱，甘草二钱，全蝎二片，僵蚕五个，川军三钱，用香油调匀，抹患处。

【审查意见】此方能否治癣，殊不敢必。

3. 癣疮第三方

治法：生半夏二钱，生斑蝥五分，共研细末，生鸡蛋一个，煮熟，用黄炼油将药调匀，擦患处。

【审查意见】此药刺激强烈，涂擦时间，不可太久。否则皮肤发赤起泡，疼痛尤甚，宜注意之。至其功效确否，尚待研究。

4. 项上癣疮

治法：甜酱少许涂搽。

按：此方难以审查，存疑待考。

（四）秃疮

1. 秃疮方

治法：雄黄、龙黄、黄丹、官粉、枯矾，以上各等分，共研细末，以香油和匀。用热水将疮痂洗净，至将出血时，再将上药涂上，数次即愈。

【审查意见】龙黄一药，据武乡段志林君称，谓系上党呼硫黄之土名。其余诸药，秃疮均可用之，尤以有脓汁者为宜。

跋

在对近代山西医学历史的深入研究中,笔者了解到民国期间山西政府曾经耗费巨资从民间收罗秘验良方,并委托近代颇有学术影响的中医改进研究会对征集到的验方逐一审核点评,以便用者按图索骥。同时,限于当时经济落后、医疗条件差的原因,随后刊行的《审查征集验方》验方以"廉、便、验"为收录原则。

2016 年开始,编者多方搜集,从山西省内开始,远至上海、日本,方才搜集齐全该书的六集的多个版本,共 10 册。原书为繁体竖排,无句读,石印 32 开。从 2017 年始,请山西大学那钦·雄克尔、张万辉博士研究生,山西省卫生健康委季巍同志,太原市中医院张燕医师,山西中医药大学闫润红教授,牛晓丽、石星月等同学对原书进行翻译、断句等整理工作,三易其稿。山西中医药大学附属医院李廷荃教授、杨丽芳主任医师对本书的出版也提供了很大的帮助,在此一并感谢。特别是国医大师王世民、首届全国名中医王晞星、山西中医药大学刘星校长为本书欣然作序,令编者信心倍增。

承蒙学苑出版社陈辉社长独具眼光,和黄小龙责任编辑的精心编校,以及全体参编人员严谨、详实的工作,方使本书圆满付梓。原书中个别字词佚缺或模糊不清,参与校对者在微信群共同辨认、反复揣度、方有所悟,欣然之余,倍感其乐。

在"新冠肺炎"疫情影响的背景下，2019年5月，本书精装版《近代秘验方精编——审查征集验方》甫一出版，即得到各界热烈追捧，实属难能可贵。同时，基于该书的《近代山西民间验方数据库》获得国家版权局"软件著作权证"，相关的研究论文也被SCI收录。如今，学苑出版社继续出版简装本一套，可谓眼光独到，可喜可贺。这都反映出广大编者、读者对该书的充分认可，对传承发展中医药的充足信心。

刘洋
2020年6月